医療・医学・薬学における
SOMの応用

徳高平蔵・大北正昭・大藪又茂 監修

KAIBUNDO

まえがき

　我が国は，高齢化社会に入って久しい．平均寿命が延び，現在，100歳以上の人口は約6万人を超えようとしている．日々の健康維持・管理に対する関心も自然と高まっている．一方では，社会福祉・健康関係の国家予算が膨らみ，大きな社会問題となっている．

　これまで，SOM（自己組織化マップ）に関する書籍の出版に度々かかわらせていただいた．それらのなかにはSOMをさまざまな分野へ応用したものもあったが，本書では医療，医学，薬学の分野に絞り，医療関係者に役立つ内容に特化した．

　執筆に当たっては，関係学会，研究会のメンバーに呼びかけた結果，このような多彩な内容をそろえることができたことを嬉しく思う．

　内容は大きく3つに分かれている．第1編ではSOMの基礎技術，第2編では有意度解析の技術の応用としてSOM特有の性質を利用する，多変量解析のような複雑な数学を使わない技術の紹介，第3編には，この書の主テーマである医療，医学，薬学分野におけるSOMの応用例を掲載した．

　最後に，本書の出版依頼を快諾し，校正などに的確なご指導を賜った岩本登志雄氏をはじめとする海文堂出版の方々に，厚く謝意を表する．

2015年4月　　　　　　　　監修者　徳高平蔵，大北正昭，大藪又茂

執筆者一覧（五十音順）

荒井　佐和子	川崎医療福祉大学医療福祉学部臨床心理学科 講師	
	（第17章）	
池田　雅志	岡山大学大学院自然科学研究科ナノバイオシステム分子設計学 博士後期課程	
	（第4章，第15章）	
石原　正博	株式会社ブレース オン アール・名古屋 代表	
	（第16章）	
大木　誠	鳥取大学大学院工学研究科情報エレクトロニクス専攻 准教授	
	（第3章，第13章）	
大北　正昭	（有）SOMジャパン，鳥取大学名誉教授	
	（第1章〜第3章，第8章，第9章，第11章）	
大谷　敬亨	片山化学工業株式会社R&Dセンター開発課 課長	
	（第15章）	
大貫　義則	富山大学大学院医学薬学研究部 客員教授	
	（第18章）	
大藪　又茂	金沢工業大学基礎教育部数理基礎教育課程 教授	
	（第3章，第9章）	
沖井　明	和会沖井クリニック 医師	
	（第16章，第17章）	
笠井　智成	岡山大学大学院自然科学研究科ナノバイオシステム分子設計学 講師	
	（第4章，第15章）	
加瀬澤信彦	富士いきいき病院・健康サポートセンター 副センター長	
	（第6章，第7章，第11章，第12章）	
川上　準子	東北薬科大学医薬情報科学教室 講師	
	（第19章）	
工藤　孝幸	岡山大学大学院自然科学研究科生物有機化学 助教	
	（第15章）	
権田　英功	米子工業高等専門学校電気情報工学科 准教授	
	（第10章，第11章）	
斎藤　恵一	国際医療福祉大学大学院医療福祉学研究科 准教授	
	（第20章）	
佐藤　憲一	東北薬科大学医薬情報科学教室 教授	
	（第19章）	
佐藤　秀昭	JA東京厚生連・厚生連クリニック 院長	
	（第14章）	
妹尾　昌治	岡山大学大学院自然科学研究科ナノバイオシステム分子設計学 教授	
	（第4章，第15章）	
髙山　幸三	星薬科大学薬剤学教室 教授	
	（第18章）	
但馬　文昭	横浜国立大学教育人間科学部 教授	
	（第14章）	

田中 美栄子	鳥取大学大学院工学研究科情報エレクトロニクス専攻 教授
	（第 21 章）
田中 侑希	ビーイング（株）
	（第 21 章）
谷口 敏雄	谷口クリニック 院長
	（第 9 章）
德高 平蔵	（有）SOM ジャパン，鳥取大学名誉教授
	（第 1 章～第 9 章，第 11 章，第 12 章，第 15 章）
土肥 英幸	リハビリテーション科学総合研究所 研究員
	（兼務：関西リハビリテーション病院）（第 16 章）
外山 比南子	医療データサイエンス研究所
	（第 20 章）
長尾 健	日本セラミック株式会社モジュール事業部技術グループ
	（第 10 章）
中野 正博	純真学園大学保健医療学部看護学科 教授
	（第 3 章，第 5 章）
仲濱 正大	神奈川工科大学大学院工学研究科 博士前期課程
	（第 20 章）
西井 千博	東名ブレース株式会社 取締役部長
	（第 16 章）
納富 一宏	神奈川工科大学大学院工学研究科 教授
	（第 20 章）
平田 良春	鳥取大学医学部附属病院放射線部 技師長（教授）
	（第 13 章）
松田 充夫	豊田工業高等専門学校電気・電子システム工学科 教授
	（第 14 章）
松田 正文	神戸常盤大学保健科学部医療検査学科 教授
	（第 9 章）
馬庭 芳朗	医療法人社団俊葉会 医師，医学博士，工学博士，南谷希望の杜診療所 所長
	（第 8 章）
宮田 仁志	米子工業高等専門学校電気情報工学科 教授
	（第 10 章）
安田 昭仁	日本新薬株式会社創薬研究所 CMC 技術研究部 主任
	（第 18 章）
山本 雅司	鳥取生協病院 医師，内科診療部長
	（第 8 章）
吉井 勝俊	鳥取大学大学院工学研究科情報エレクトロニクス専攻 博士前期課程
	（第 21 章）
吉田 直樹	リハビリテーション科学総合研究所 主任研究員
	（兼務：関西リハビリテーション病院）（第 16 章）
吉原 一紘	オミクロンナノテクノロジージャパン（株）最高顧問
	（第 2 章）

目　次

第1編　基礎編—SOMの基礎技術

第1章　平面SOMとその色付け 2
1.1　色付け手順 3
1.2　ツールによる色付け手順 7
1.3　SOM_PAKによる色付け 9

第2章　球面SOM法による仮想3Dでのクラスタ解析 12
2.1　PCAと球面SOM法によるTOF-SIMSスペクトル解析 12
2.2　他のスペクトルデータでの球面SOM法による波形分類 20

第3章　一度のSOM学習によるデータ要素間の有意度算出法 25
3.1　有意度算出のアルゴリズム 26
3.2　有意度総合比較 31

第2編　応用編—有意度と脈波

第4章　遺伝子データへのSOM有意度解析法の応用 36
4.1　遺伝子データへの有意度算出法の応用（荷重5の場合） 36
4.2　遺伝子データへの有意度算出法の応用（荷重1の場合） 40
4.3　大量遺伝子データから有意度の高い遺伝子のみを残す方法 42

第5章　疲労度アンケートデータでの有意度の算出 47
5.1　疲労度データの有意度による解析 48
5.2　SOM法と多変量解析の比較 51

第6章　SOM有意度法による全国の健康度についての解析 58
6.1　地域別統計データの構成 58
6.2　SOMでのクラスタ解析 60
6.3　SOM法での有意度解析 61

第7章　眼圧・眼底検査データのSOM有意度解析 ... 69
7.1　データの構成 ... 69
7.2　SOMでのクラスタ解析 ... 69
7.3　SOM法での有意度解析 ... 71
7.4　有意度総合評価 ... 74

第8章　SOMを用いた脈波解析法 ... 76

第9章　SOM有意度法による透析患者の脈波解析 ... 81
9.1　検査データ ... 81
9.2　透析前，後の各代表データを使った有意度の算出 ... 83
9.3　av-PWVとageでの有意度 ... 87

第10章　ICASOMの開発と加速度脈波への応用 ... 91
10.1　加速度脈波 ... 92
10.2　ICASOMの概要と解析例 ... 93

第3編　さまざまな応用例

第11章　人間ドック健診結果の可視化と活用 ... 102
11.1　現状の人間ドック健診 ... 102
11.2　SOMを利用した健診結果の可視化 ... 103
11.3　健診結果の理解にコメント文を挿入 ... 110

第12章　「Dr. 人間ドック」ツールの肝機能検査への応用 ... 112
12.1　健診結果から「肝機能障害」と診断された男性1066症例のマップ図 ... 112
12.2　肝機能検査データの重症度評価における留意点 ... 113

第13章　胸部X線画像の異常部検出 ... 120
13.1　背景と目的 ... 120
13.2　準備と前処理 ... 121
13.3　前処理の評価結果 ... 122

第14章　眼底画像判定の性能向上 ... 127
14.1　緑内障とは ... 127
14.2　SOMと球面SOM ... 128
14.3　部分空間を用いた画像解析と球面SOMを用いた学習データの構成法 ... 129
14.4　解析データと解析方法 ... 130
14.5　解析結果と考察 ... 132

第 15 章　遺伝子・組織・細胞・生物活性化合物のクラスタリング *137*
　15.1　研究背景 *137*
　15.2　材料，実験方法，研究ツール *138*
　15.3　結果と考察 *140*

第 16 章　歩行を客観的に分類する簡便なシステムの開発 *150*
　16.1　目的 *151*
　16.2　方法 *151*
　16.3　結果 *154*
　16.4　考察 *156*

第 17 章　アルツハイマー病患者と家族の関係性分析 *159*
　17.1　アルツハイマー病とは *159*
　17.2　アルツハイマー病患者の体験世界 *160*
　17.3　アルツハイマー病患者の病識に関する研究の動向 *161*
　17.4　SOM を用いた最軽度 AD 患者と家族の病識の評価 *161*

第 18 章　固形製剤の開発 *168*
　18.1　設計変数-製剤特性間の潜在構造可視化を目的とした SOM 解析手法 *169*
　18.2　SOM 要素マップによる設計変数-製剤特性間の因果関係の可視化 *171*
　18.3　SOM クラスタリングを利用した製剤設計 *173*

第 19 章　医薬品副作用情報のデータ構造を反映したビジュアル化と
　　　　　臨床応用 *177*
　19.1　データと方法 *178*
　19.2　抗菌薬の副作用 SOM *181*
　19.3　条件付副作用 SOM *184*

第 20 章　疾病別在院日数予測精度の評価 *188*
　20.1　研究背景 *188*
　20.2　DPC データ *189*
　20.3　在院日数予測 *189*
　20.4　考察 *196*

第 21 章　人間乱数を利用したパスワード *198*
　21.1　人間乱数を利用したパスワードの提案 *198*
　21.2　SOM による指標の吟味 *202*

索引 *207*

第1編

基礎編
SOMの基礎技術

第1章
平面 SOM とその色付け

　SOM は T. Kohonen[1] が開発した教師なし学習の方法である。これは SOM_PAK として web から自由にダウンロードできる。ただ，この学習の欠点は，平面の4隅，4辺で学習が不連続になることである。この点を改良したのがトーラス SOM である。これも平面 SOM であるが，4辺は連続である。ただし4隅は不連続である。これら SOM で得られた結果では，貼り付けられたラベル間の境界は，学習のコードベクトル間の距離で表された U マトリクスによる白黒の濃淡である。これでは，図 1.1 に示すように境界は非常に判別しにくい。ここでは平面 SOM の色付けを検討した。シュプリンガー・ジャパン（株）（現在は丸善出版（株））発行の『自己組織化マップとそのツール』[2] の

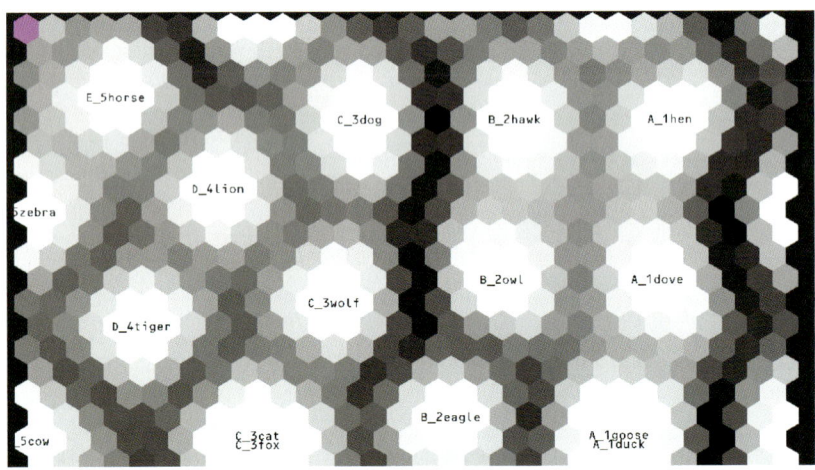

図 1.1　U マトリクスで表現されたトーラス SOM の結果。境界は白黒の濃淡で表現

付録にある CDR 内のトーラス SOM ならびに先の SOM_PAK ツールを対象にした。両平面 SOM ともクラスタ境界は U マトリクスの白黒の濃淡で表現されている。例を図 1.1 に示す。なお，平面 SOM，球面 SOM の詳細は上記他 SOM 関連書籍 [2][3] を参照のこと。

1.1 色付け手順

これを色付けするために，表 1.1 の動物データをまず球面 SOM で学習する。そして，U マトリクスに従い距離計算をして球面を歪ませる。さらに歪ませた球面上で距離計算をし，たとえば群平均法で樹状図を作成する。以下，球面を歪ませた図，クラスタ分類した樹状図，さらにそれを球面で色付けした図を順に示す。

表 1.1 学習に使用した animal.dat。なお，最後の UK_1 は未知動物とする

	A	B	C	D	E	F	G	H	I	J
1	16									
2	#dimlist small medium large 2legs 4legs hair hooves mane feathers hunt run fly swim nocturnal herbivo stripes
3	1 0 0 1 0 0 0 0 1 0 0 1 0 0 0 5 0 dove
4	1 0 0 1 0 0 0 0 1 0 0 0 0 0 0 5 0 hen
5	1 0 0 1 0 0 0 0 1 0 0 1 1 0 0 5 0 duck
6	1 0 0 1 0 0 0 0 1 0 0 1 1 0 0 5 0 goose
7	1 0 0 1 0 0 0 0 1 1 0 1 0 1 0 0 owl
8	1 0 0 1 0 0 0 0 1 1 0 1 0 0 0 0 hawk
9	0 1 0 1 0 0 0 0 1 1 0 0 0 0 0 0 eagle
10	0 1 0 0 1 1 0 0 0 1 0 0 0 0 5 0 0 fox
11	0 1 0 0 1 1 0 0 0 0 1 0 0 0 0 0 dog
12	0 1 0 0 1 1 0 1 0 1 1 0 0 1 0 0 wolf
13	0 1 0 0 1 1 0 0 0 1 0 0 0 0 5 0 0 cat
14	0 0 1 0 1 1 0 0 0 1 1 0 0 0 5 0 1 tiger
15	0 0 1 0 1 1 0 1 0 1 1 0 0 0 0 0 0 lion
16	0 0 1 0 1 1 1 1 0 0 1 0 0 0 0 1 0 horse
17	0 0 1 0 1 1 1 1 0 0 1 0 0 0 0 1 1 zebra
18	0 0 1 0 1 1 1 0 0 0 0 0 0 0 0 1 0 cow
19	0 1 0 0 1 1 1 0 0 0 0 0 0 0 0 1 0 UK_1

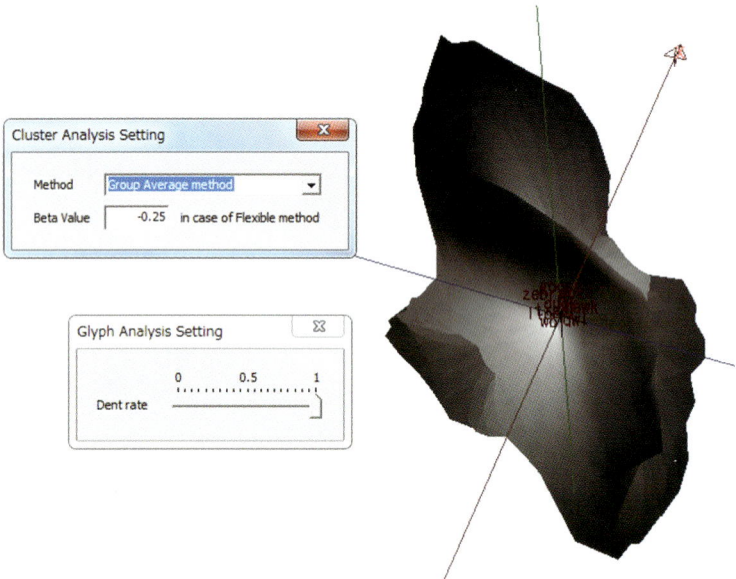

図 1.2　学習後の球面をグリフ値 1 で歪ませ，クラスタ分析のため群平均法を選ぶ

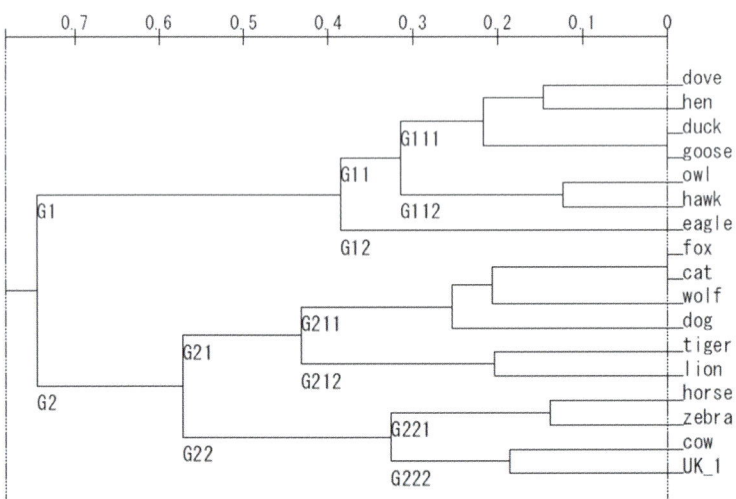

図 1.3　図 1.2 の条件で作成した樹状図

表 1.2 表 1.1 の dat ファイルにクラスタ種別，たとえば G111 などを付けた

	A	B	C	D	E	F	G	H	I	J
1	16									
2	#dimlist	small	medium	large	2legs	4legs	hair	hooves	mane	feathers hunt run fly swim nocturnal herbivo stripes
3	1 0 0 1 0 0 0 0 1 0 0 1 0 0 0 5 0 G111_dove									
4	1 0 0 1 0 0 0 0 1 0 0 0 0 0 0 5 0 G111_hen									
5	1 0 0 1 0 0 0 0 1 0 0 1 1 0 0 5 0 G111_duck									
6	1 0 0 1 0 0 0 0 1 0 0 1 1 0 0 5 0 G111_goose									
7	1 0 0 1 0 0 0 0 1 1 0 1 0 1 0 0 G112_owl									
8	1 0 0 1 0 0 0 0 1 1 0 1 0 0 0 0 G112_hawk									
9	0 1 0 1 0 0 0 0 1 1 0 0 0 0 0 0 G12_eagle									
10	0 1 0 0 1 1 0 0 0 1 0 0 0 0 5 0 0 G211_fox									
11	0 1 0 0 1 1 0 0 0 1 0 0 0 0 5 0 0 G211_cat									
12	0 1 0 0 1 1 0 1 0 1 1 0 0 1 0 0 G211_wolf									
13	0 1 0 0 1 1 0 0 0 0 1 0 0 0 0 0 G211_dog									
14	0 0 1 0 1 1 0 0 0 1 1 0 0 5 0 1 G212_tiger									
15	0 0 1 0 1 1 0 1 0 1 1 0 0 0 0 0 G212_lion									
16	0 0 1 0 1 1 1 1 0 0 1 0 0 0 1 0 G221_horse									
17	0 0 1 0 1 1 1 1 0 0 1 0 0 0 1 1 G221_zebra									
18	0 0 1 0 1 1 1 0 0 0 0 0 0 1 0 G222_cow									
19	0 1 0 0 1 1 1 0 0 0 0 0 0 0 1 0 G222_UK_1									
20										

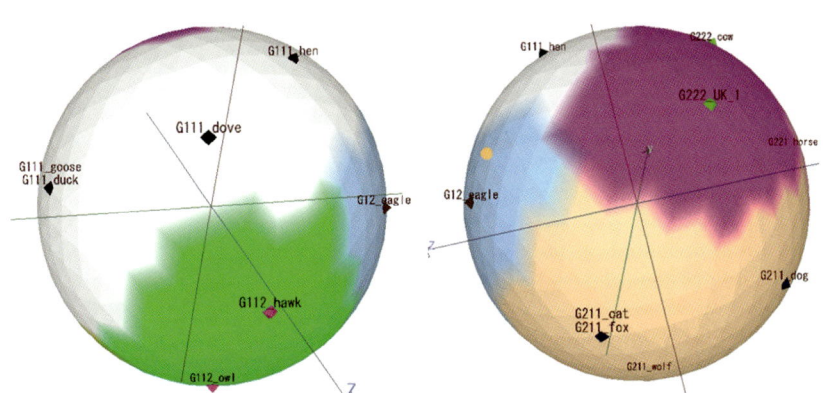

図 1.4 球面に表 1.2 の再編集した animal.dat ファイルを貼り付け，そのクラスタ毎に色付けした．右図は左図の裏

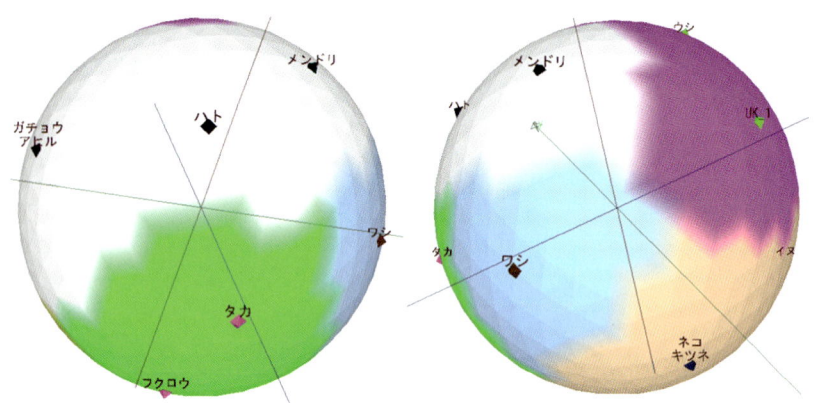

図 1.5 　図 1.4 で色付け後，英語表記ではなく今度は日本語名（表 1.3）を貼り付けた。右図は左図の裏

表 1.3 　図 1.4 で色付け後，球面に貼り付けた日本語名ファイル（dat ファイル）

	A	B	C	D	E	F	G	H	I	J
1	16									
2	#dimlist 小さい 中くらい 大きい 2本足 4本足 毛 ひづめ たてがみ 羽 狩猟 走る 飛ぶ 泳ぐ 夜行性 草食性 縞									
3	1 0 0 1 0 0 0 0 1 0 0 1 0 0 0 5 0 ハト									
4	1 0 0 1 0 0 0 0 1 0 0 0 0 0 0 5 0 メンドリ									
5	1 0 0 1 0 0 0 0 1 0 0 1 1 0 0 5 0 アヒル									
6	1 0 0 1 0 0 0 0 1 0 0 1 1 0 0 5 0 ガチョウ									
7	1 0 0 1 0 0 0 0 1 1 0 1 0 1 0 0 フクロウ									
8	1 0 0 1 0 0 0 0 1 1 0 1 0 0 0 0 タカ									
9	0 1 0 1 0 0 0 0 1 1 0 0 0 0 0 0 ワシ									
10	0 1 0 0 1 1 0 0 0 1 0 0 0 0 5 0 0 キツネ									
11	0 1 0 0 1 1 0 0 0 0 1 0 0 0 0 0 イヌ									
12	0 1 0 0 1 1 0 1 0 1 1 0 0 1 0 0 オオカミ									
13	0 1 0 0 1 1 0 0 0 1 0 0 0 0 5 0 0 ネコ									
14	0 0 1 0 1 1 0 0 0 1 1 0 0 0 5 0 1 トラ									
15	0 0 1 0 1 1 0 1 0 1 1 0 0 0 0 0 0 ライオン									
16	0 0 1 0 1 1 1 1 0 0 1 0 0 1 0 0 1 0 ウマ									
17	0 0 1 0 1 1 1 1 0 0 1 0 0 1 0 0 1 1 シマウマ									
18	0 0 1 0 1 1 1 0 0 0 0 0 0 0 1 0 ウシ									
19	0 1 0 0 1 1 1 0 0 0 0 0 0 0 1 0 UK_1									
20										

1.2 ツールによる色付け手順

上の色付け手法を図 1.6 のツール [4] を組み上げ，平面 SOM でも実行した。

① 「cod ファイル」「参照」に図 1.1 の学習で得られた平面 SOM ノードの cod ファイルを入れる。
② 次の「dat ファイル」「参照」に球面で作成した表 1.2 のクラスタ.dat ファイルを入れる。
③ 「カラー化」で結果を見る（図 1.7）。
④ 「色選択」で適当に色を調整する（図 1.8）。
⑤ 「追加 dat ファイル」の「参照」に表 1.3 の日本語名の dat ファイルを選択し，「ラベル張り替え」で図 1.9 の色付けができる。

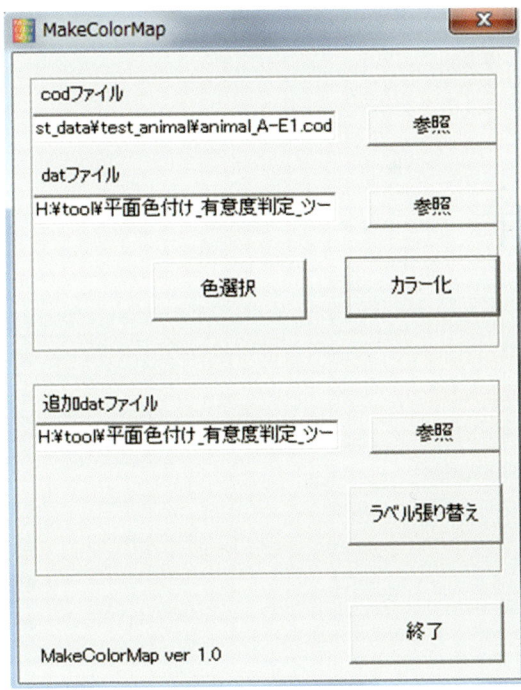

図 1.6　色付けツール

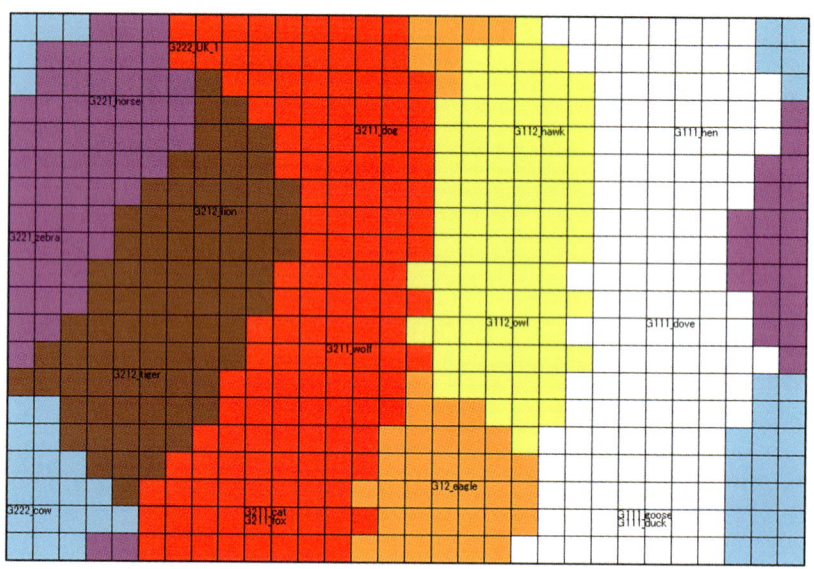

図 1.7　図 1.4 と同様に表 1.2 の dat ファイルでクラスタの色付け

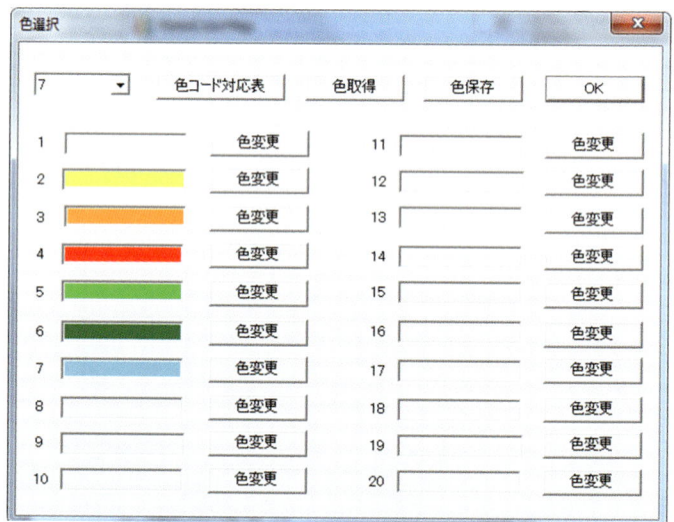

図 1.8　図 1.6 に示したツールの「色選択」で適当に色を変更

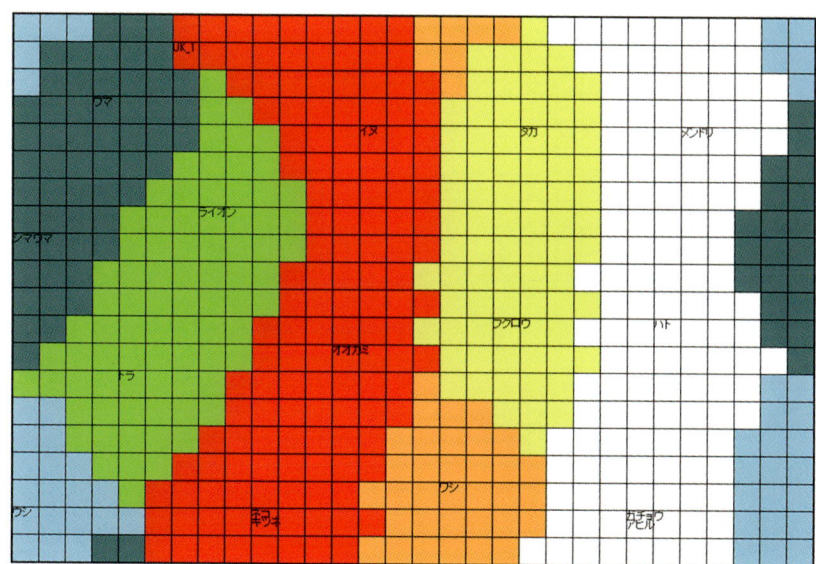

図 1.9　図 1.6 に示したツールの「追加 dat ファイル」「参照」に表 1.3 の日本語名 animal.dat を選択してこの色付けができる。「色選択」で図 1.7 から色を変更している

1.3　SOM_PAK による色付け

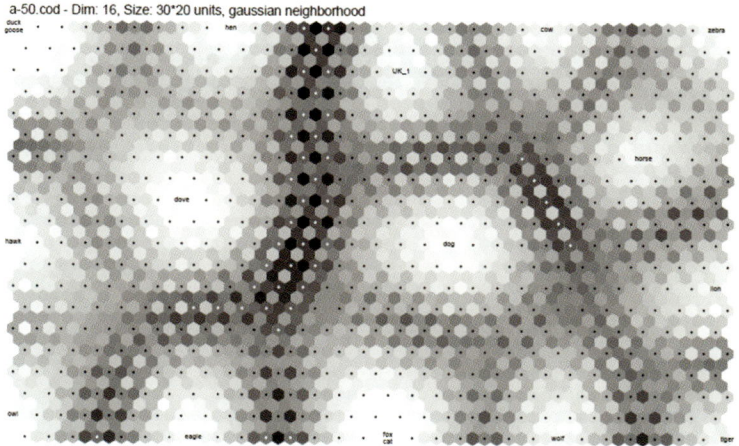

図 1.10　SOM_PAK で学習後の cod ファイルの pdf 結果

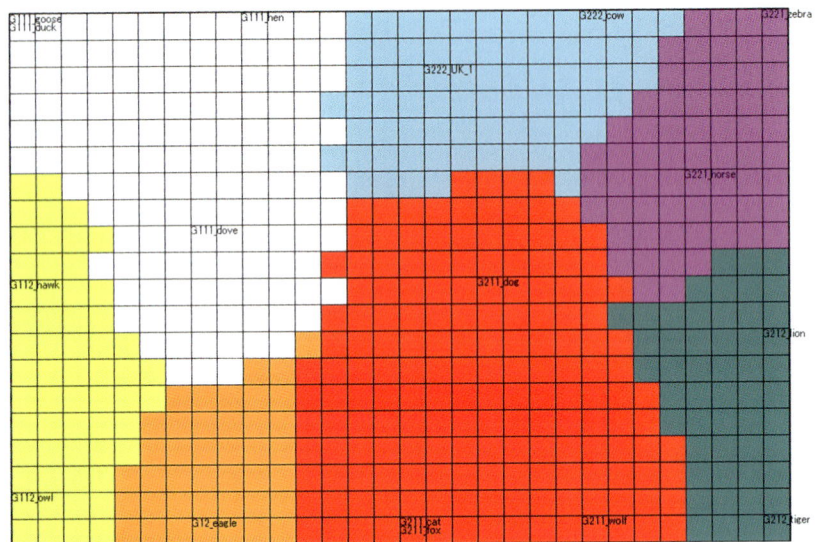

図 1.11　表 1.2 の dat ファイルを使い色付け

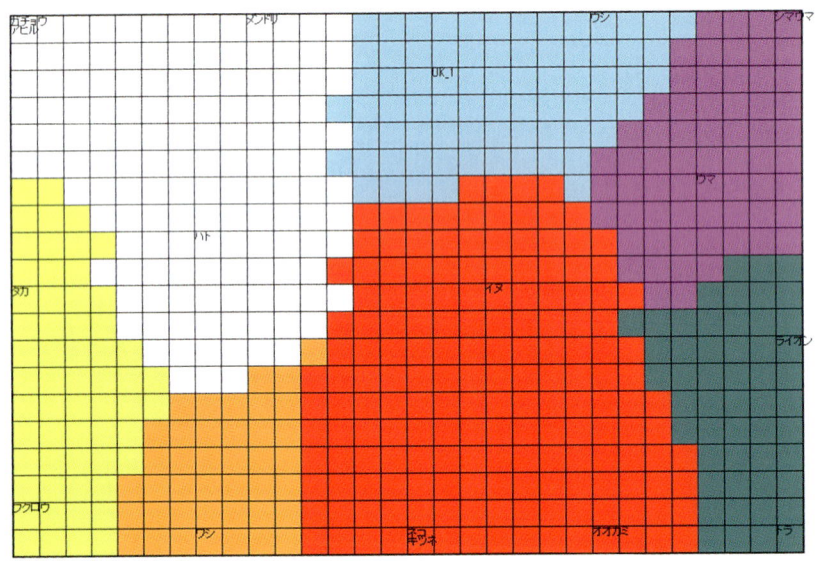

図 1.12　表 1.3 の dat ファイルで日本語名ラベルに張り替え

まとめ

以上のようにトーラス SOM，SOM_PAK を使って，U マトリクスの白黒マップに簡単に色付けができた．ここでは球面 SOM から算出したクラスタ結果を利用して色付けをしたが，元々クラスタ分類されたデータであれば，球面 SOM での手順は省いて直接に簡単に色付けが可能である．

参考文献

[1] T. コホネン（著），徳高平蔵，大藪又茂，堀尾恵一，藤村喜久郎，大北正昭（監修）：自己組織化マップ 改訂版，シュプリンガー・ジャパン（株）（現・丸善出版（株）），2005.
[2] 大北正昭，徳高平蔵，藤村喜久郎，権田英功：自己組織化マップとそのツール，シュプリンガー・ジャパン（株）（現・丸善出版（株）），2008.
[3] 徳高平蔵，大北正昭，藤村喜久郎：自己組織化とその応用，シュプリンガー・ジャパン（株），2007.
[4] http://www.somj.com

第 2 章

球面 SOM 法による仮想 3D でのクラスタ解析

ここでは,スペクトルデータの球面 SOM 法による仮想 3D での見事なクラスタ解析結果を示す。

2.1 PCA と球面 SOM 法による TOF-SIMS スペクトル解析

有機物を TOF-SIMS で分析すると多くの分子種が検出されるが,それらを迅速に分類することが実用上重要である。多くの変量(この場合は分子種)を解析する方法として多変量解析法が用いられるが,ここでは多変量解析法のなかで分類に適した手法である主成分分析(Principal Component Analysis:PCA)と自己組織化マップ(Self-Organizing Maps:SOM)[1]~[3] を用いて TOF-SIMS で得られた PET フィルムのデータを解析し,両者の手法を比較検討した[4]。

2.1.1 解析に使用した TOF-SIMS データ

試料数は 23 個,同定した分子種は 26 種である。代表的なスペクトルを図 2.1 に示す。

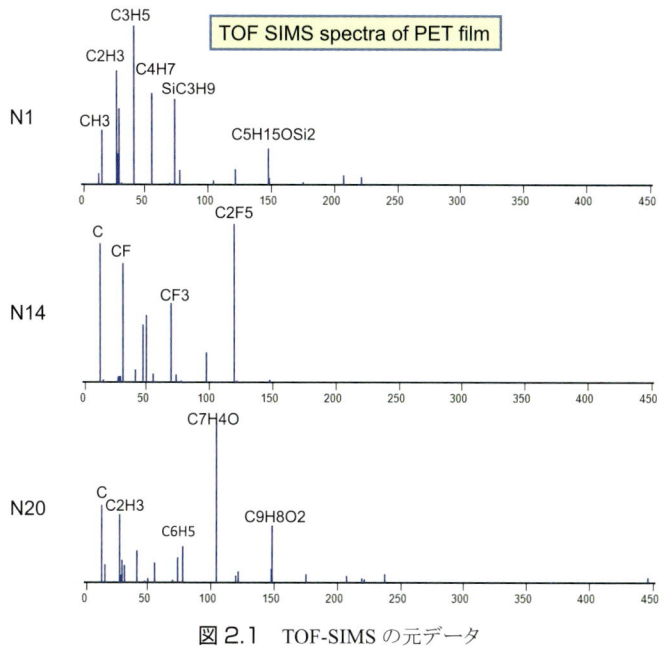

図 2.1　TOF-SIMS の元データ

2.1.2　主成分分析（PCA）の結果

　ある問題に対していくつかの要因が考えられるとき，それらの要因を 1 つ 1 つ独立に扱うのではなく，総合的に取り扱うのが主成分分析（Principal Component Analysis：PCA）である．変量が p 個あったときには主成分は p 個とりうるが，主成分分析は多くの変量（x）の値をできるだけ情報の損失なしに，1 個または互いに独立な少数個の総合的指標（z）で代表する手法である．

　たとえば図 2.2 に示すように，2 次元のデータが与えられたときに，できるだけ情報損失量が少なくなるように 1 次元の直線を引き，それを新しい軸（主成分）として，その直線上の値で 2 次元データを表すことである．これにより 2 次元データを 1 次元データとして扱うことができる．このように次元を小さくするためには，データの「ばらつき」を基に分散・共分散行列をつくり，そ

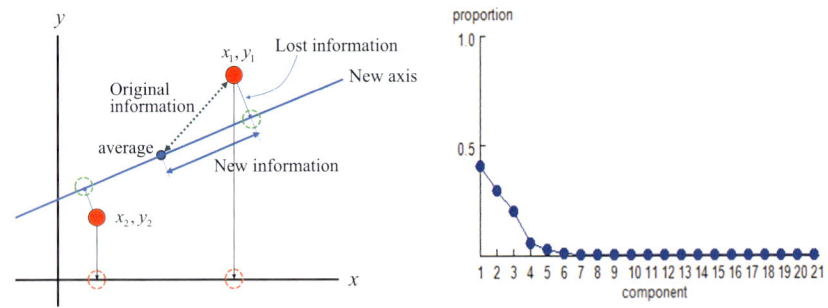

図 2.2　主成分分析の説明

の行列の固有値の大きい順に，対応する固有ベクトルの軸を主成分（第1，第2，…）としていけば，情報量の損失が最も少なくなるように軸を選定することができる。

　第1主成分の軸の値は下式より求められる。[ ] はそれぞれの試料の各成分の強度である。

$0.1910\,[C] - 0.1302\,[CH_3] - 0.2489\,[C_2H_3] + 0.1581\,[Si] - 0.1792\,[C_2H_5] + 0.2633\,[CF] \cdots$

　第1主成分の固有ベクトルの各成分は図2.3の右図のようになっている。これから第1主成分はSiやCFを含む分子が観測されたスペクトルに高得点を与えることがわかる。第2主成分では，Siを含むスペクトルには高得点を与え，逆にCFを含むスペクトルは減点する。

　試料ごとに第1主成分と第2主成分の値を前式に基づき計算して，2次元に表示した結果を図2.3に示す。この図から23個の試料は6種類に分類することができた。

　しかし，固有値の大きさを示すグラフから判定すると主成分は3個採用することが望ましいので，第3主成分まで考慮して3次元表示を行った（図2.4）。

　第3主成分まで考慮するとN16，N17，N18は2つに分離され，スペクトル群は7種類に分類されることがわかる。なお，第3主成分はSiを含むスペクトルに高得点を与え，C-H-を含むスペクトルを減点している。

第 2 章　球面 SOM 法による仮想 3D でのクラスタ解析　15

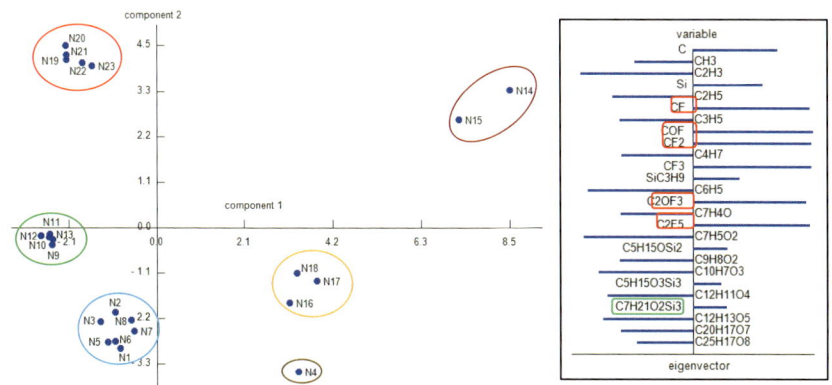

図 2.3　第 1，第 2 主成分分析での結果

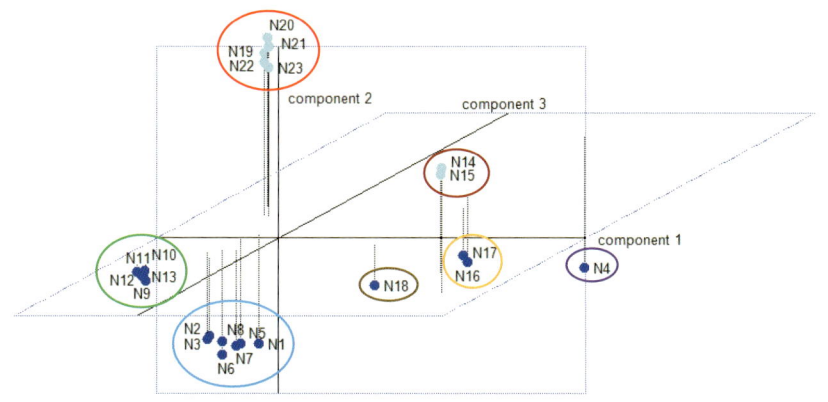

図 2.4　第 3 主成分まで考慮した分析結果

2.1.3　自己組織化マップ（SOM）による結果

　図 2.1 の元データを折れ線グラフで示す（図 2.5）。これを各行で正規化したものを図 2.6 に示し，図 2.6 に示すデータの球面 SOM 法での結果を図 2.7，図 2.8 に示す。

16

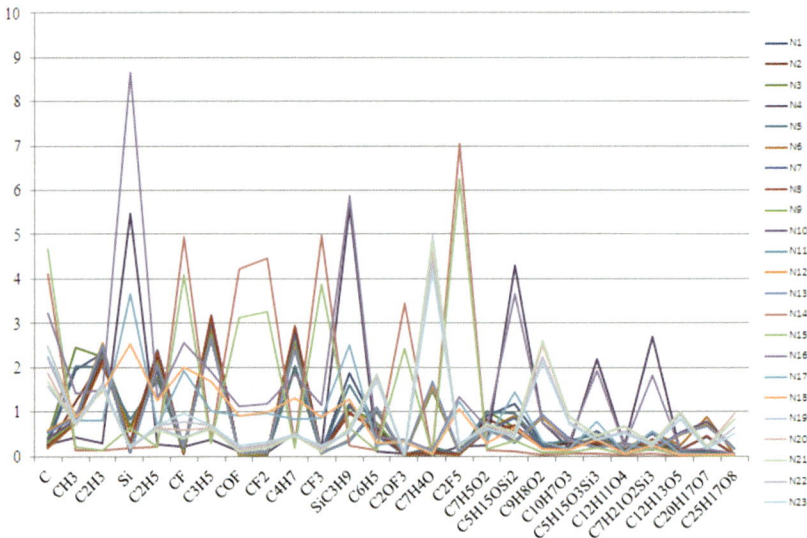

図 2.5　図 2.1 の元データ 23 個を折れ線グラフで表示

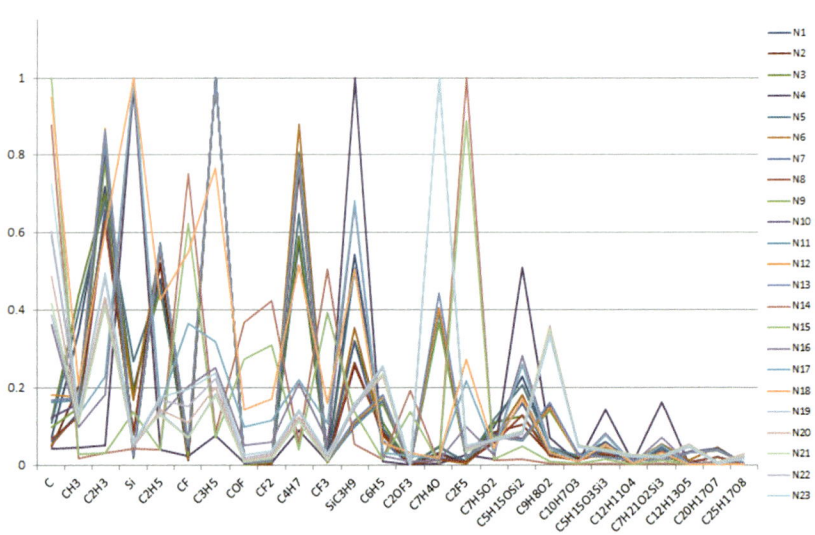

図 2.6　図 2.5 を行で正規化

第 2 章 球面 SOM 法による仮想 3D でのクラスタ解析　17

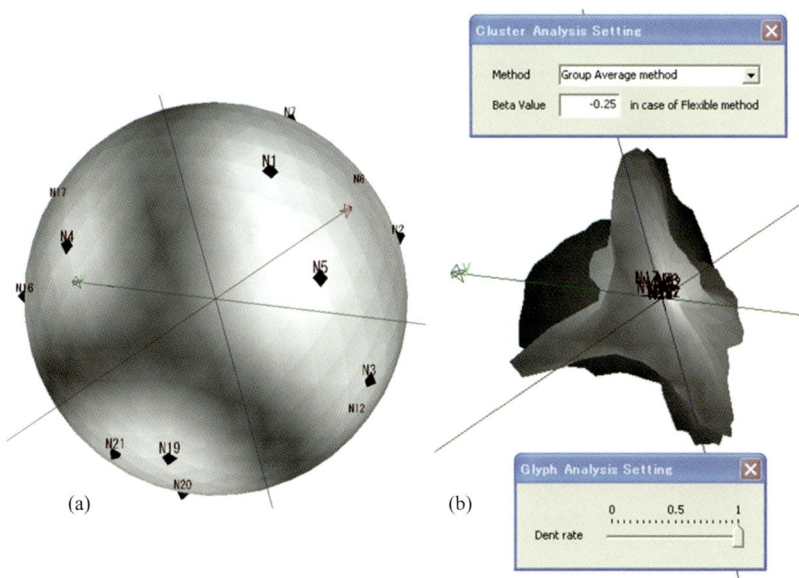

図 2.7　(a) 図 2.6 データの学習結果。(b) 球面をグリフ値 1 で歪ませラベル座標の距離を群平均法でクラスタ分析（結果は図 2.8）

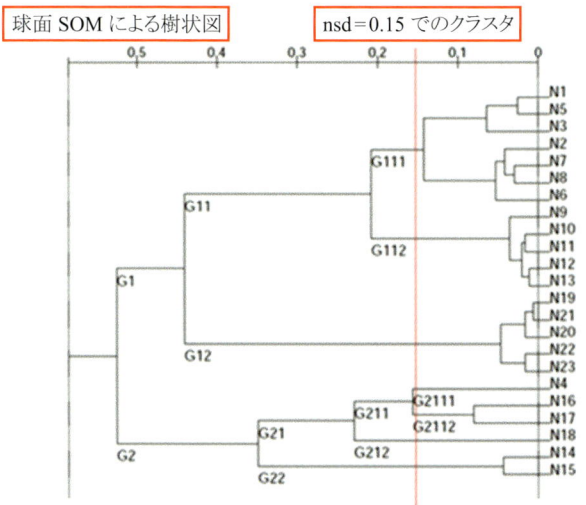

図 2.8　PCA の結果群と合わせるために非類似度距離 nsd＝0.15 でクラス分け

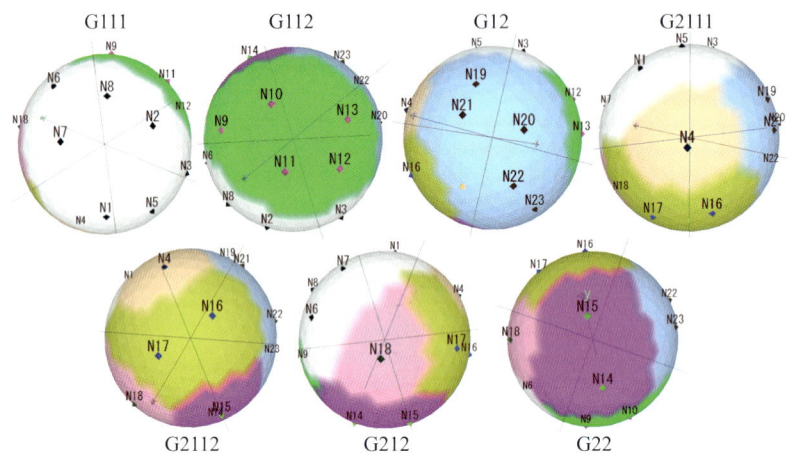

図 2.9 　図 2.8 での各群の色表示を示す

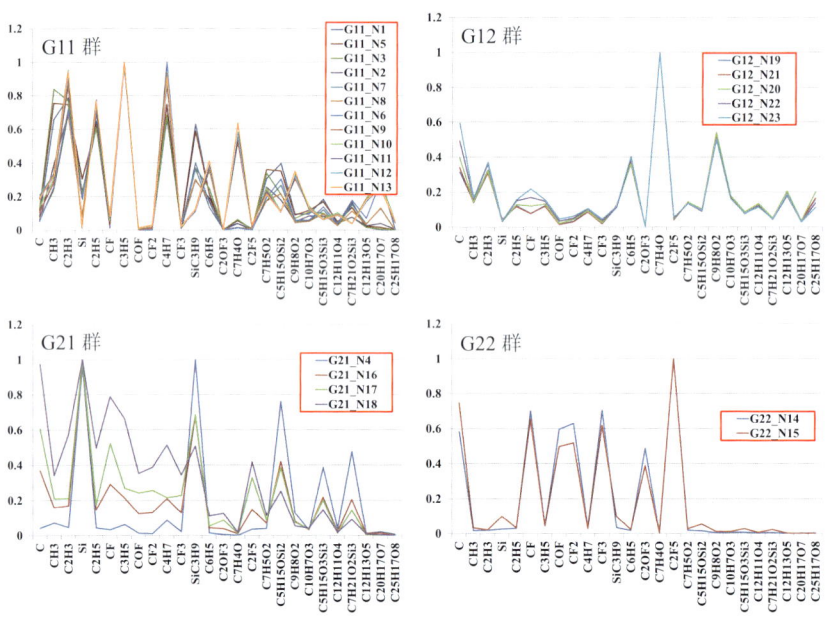

図 2.10 　図 2.8 での 4 群（G11, G12, G21, G22）のスペクトルの比較

各群での色表示を図 2.9 に示す。上段左端の球面 SOM から N1, N2, N3, N5, N6, N7, N8 は同一の G111 グループに属していることがわかる。同様に，右端の球面 SOM（G2111）から N4 は孤立していること，また，G112 から N9, N10, N11, N12, N13 は同一のグループに属していること，G22 から N14, N15 は同一のグループに属していることがわかる。同様に他の領域も図示した。大まかな比較として G11, G12, G21, G22 でのスペクトルを比較する（図 2.10）。スペクトルの揃い具合は G21 > G11 > G22 = G12 と考えらる。

2.1.4 PCA と球面 SOM の結果の比較

PCA の結果は図 2.4 に示されている。PCA の場合は第 3 主成分まで考慮しないと N16, N17 と N18 が分離されないが，SOM では主成分という考え方はないので自動的にグループ分けができている。図 2.8 の樹形図を距離 0.15 でクラスタ分類すると，そこでの分類は PCA での結果と一致する。SOM では似たようなデータを集めて，くくり出すという手法（クラスタ分析）をとるので，クラスタ間の相違を考慮してグルーピングすることになる。ここで使用した球面 SOM ソフトは，図 2.7 に示すようにグループ間の距離を強調して表示し，クラスタの分離状態をわかりやすく示すことができる。ユーザーはクラスタ間の距離の大きさを判定して，最終的にグルーピングすることになる。

2.1 節のまとめ

① 主成分分析（PCA）および自己組織化マップ（SOM）は TOF-SIMS のスペクトルの分類に有効。
② スペクトルの分類に関して，PCA と SOM で同一の結果が得られた。
③ PCA は考慮する主成分数により得られる情報が異なるが，SOM ではそのようなことは起こらない。PCA では考慮する主成分数が 4 個以上になると判別が困難になる。
④ ここでは第 3 主成分まで考慮した PCA でのクラス分けに合わせるために，図 2.8 の樹形図では距離 0.15 でクラス分けをした。
⑤ 球面 SOM は表示法に優れており，解析者の主観に左右されることな

く，容易にスペクトルを分類することが可能。

2.2 他のスペクトルデータでの球面 SOM 法による波形分類[5]

多次元のデータセットを視覚化する新しいクラスタ分析法を提案した[1]~[3]。そこでは，ラベルデータの球面上での位相距離を計算し，ラベル間の距離計算によるデンドログラム（樹状図）を作成した。そして，この作成した樹状図を基に，ラベルデータに基づいて球面上でのクラスタ群の色分けを試みた。この方法を，Cu 上に Sn メッキした試料のオージェ電子分光（AES）深さ方向分析波形データの解析に応用した。本方法はいろいろなデータに応用できるが，解析の手順と結果の詳細を以下に報告するので各位のデータに応用してみてほしい。また，前節では PCA 法でも検証したが，本節ではスペクトルの刻みが 151 次元と大量で，第 3 主成分までしか使えない PCA 法は解析には無理があるようである。

2.2.1 データの準備と解析手順

エネルギー範囲 410～440 eV，151 刻みでのスペクトルを使用した。上記エネルギーの範囲で，スペクトルを最大値–最小値で正規化した。

図 2.11 に示すエネルギー範囲 410～440 eV の行で正規化したスペクトルを以下に解析する。

まず，図 2.13 内で 48 に示す赤矢印は，ここだけ順序が乱れた部位。1～50 個で学習後，球面上で SnO, SnO_2, Sn-Metal の位置を探した。SnO は G111 群にある。SnO_2 は 11 番スペクトルと一致した。Sn-Metal は 41 番スペクトルと一致した。

図 2.14 と図 2.15 に，球面上に 1～50 の正規化スペクトルと SnO, SnO_2, Sn-Metal を貼り付けた結果を示す。

第 2 章 球面 SOM 法による仮想 3D でのクラスタ解析　21

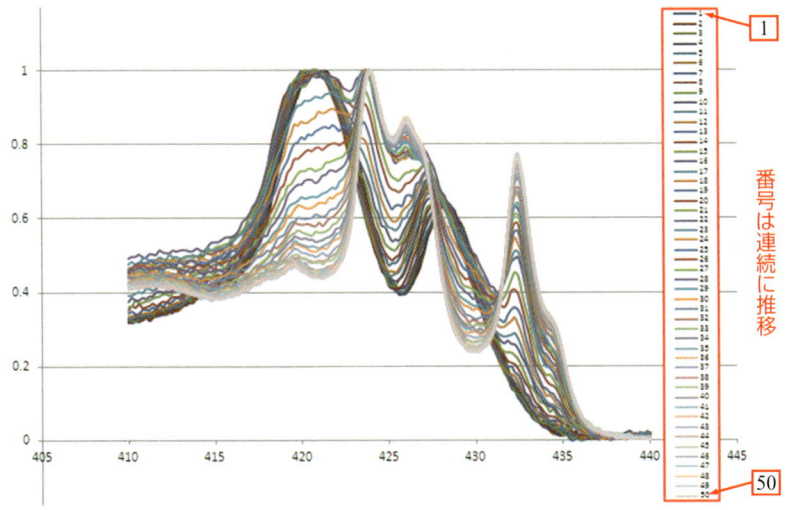

図 2.11　エネルギー範囲 410〜440eV の 1〜50 個の正規化スペクトル

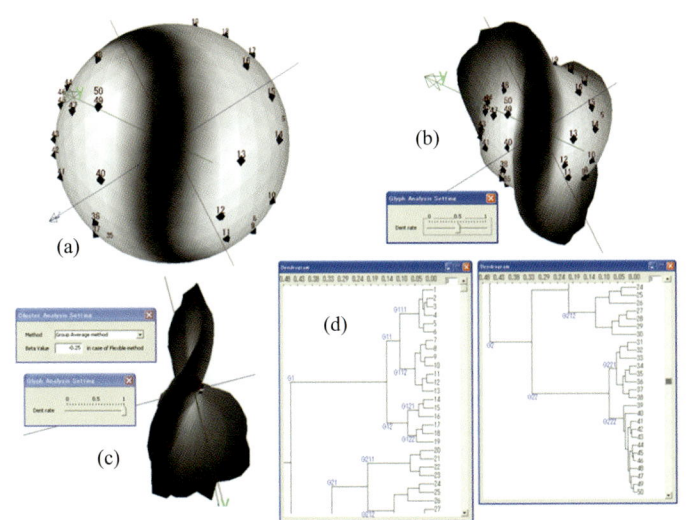

図 2.12　(a) 図 2.11 の 1〜50 までの正規化データでの球面 SOM の学習結果。中央の黒い線は学習後のデータ間の距離を表す。(b) その距離をグリフ値 0.5 で強調。(c) グリフ値の最大 1.0 で強調。(d) (c) のように球面を歪ませた状態で距離計算をし，そのグリフ値で群平均法を用い，デンドログラム（樹状図）をツールで描く

22

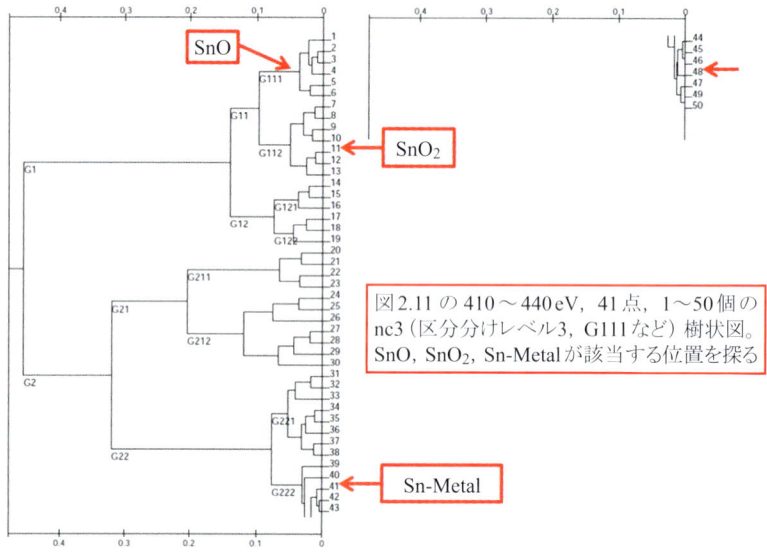

図2.13 デンドログラムは1〜50まで48番を除いて連続に並んだ。標準材料のSnO, SnO$_2$, Sn-Metalが該当する位置を矢印で示す

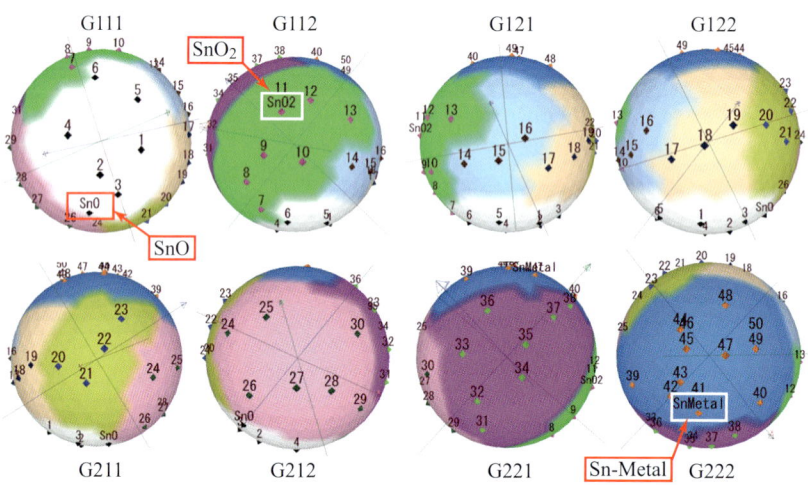

図2.14 G111群からG222群の各群に色を付けて並べた。SnOはG111群に、SnO$_2$はG112群の11に貼りついた。またSn-MetalはG222群の41に貼りついた

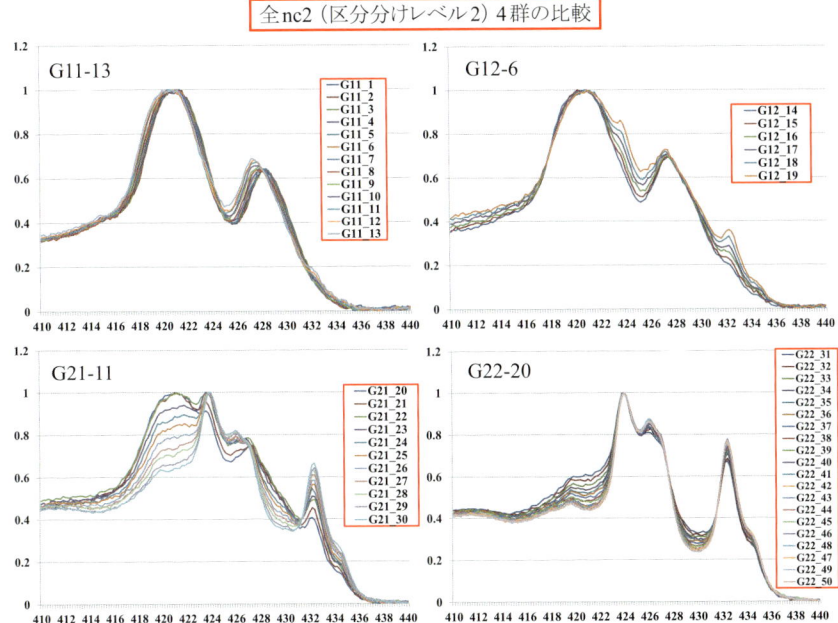

図 2.15 G11, G22 群までの 4 群を示す。各群の右に示す数字は各群を構成するスペクトルの数である。図 2.13 の樹状図の距離から G21>G11>G12=G22 である。見た目からは G22 は離れているようだが，構成スペクトルが 20 と大きく，各スペクトル当たりの距離は最も少ないと考えられる

2.2 節のまとめ

① エネルギー範囲として 410〜440 eV を選んだ場合，スペクトルは最も滑らかで，波形を 0-1 で正規化した。正規化値 1〜50 まではほぼ連続な樹形図が描けた。

② G111 から G222 まで 8 群に分かれた。各群でのスペクトルはよく似通っている。

③ 標準スペクトル SnO は G111 群，SnO_2 は G112 群にあり，試料 11 と一致した。

④ 標準スペクトル Sn-Metal は離れた G222 群にあり，試料 41 と一致した。

⑤ 同上の結果は，精度は少し落ちるが平面にも展開できた。ただ，平面でのクラスタ群の色分けには球面 SOM での結果を用いた。

結論

① スペクトルのクラスタ分類を PCA と SOM で試みた。PCA での第 3 主成分まで使った場合には SOM 法での結果と一致した。
② PCA 法では，考慮する主成分数が 4 個以上になると判別が困難になる。また，表示の都合上，第 3 主成分まで考える場合が多いが，SOM 法は任意の次元に容易に応用できる。ここでは 151 次元のスペクトルに適用したが，図 2.15 に示すようにスペクトル形状で見事に 4 群に分類できた。

参考文献

[1] 徳高平蔵，藤村喜久郎，大北正昭：球面 SOM を用いたクラスタ分析，バイオメディカル・ファジィ・システム学会誌，Vol.8, No.1, pp.29–39, 2006.
[2] 大北正昭，徳高平蔵，藤村喜久郎，権田英功：自己組織化マップとそのツール，シュプリンガー・ジャパン（株），2008.
[3] http://www.somj.com
[4] 吉原一紘：第 41 回表面分析（SASJ）研究会，6 月 17 日，名古屋，2013.
[5] 徳高平蔵：第 41 回表面分析（SASJ）研究会，6 月 17 日，名古屋，2013.

第 3 章

一度の SOM 学習による
データ要素間の有意度算出法

　統計的な有意度は，たとえば正規分布他のデータ分布を仮定して，1 回の調査から統計量を計算し，ある値以上の統計量が得られる確率（P 値）を求め，その統計量が有意かどうかを判定する[1]。しかし，元々有意度は 2 データクラスタ要素間の大小関係である。ここで述べる SOM による有意度算出法は，学習により平均するノード数を増やして各要素のデータ内平均の精度を増やすのが真髄である。このように目的は同じだが方法は異なっている。

　今回のアヤメデータは setosa, versicolor, virsinica, 各 50 株である[2]。要素のデータ平均では 50 で割り算して各要素の代表値を出す。しかし，球面 SOM 学習では全ノードが 642 個あるので，3 等分しても最大 200 個の学習ノードの平均値になり，より精度が上がる。これを統計的に計算する場合は，あくまで各 50 株の統計分布を仮定し（正規分布など），仮定した分布から P 値を求める。P 値が小さいほど誤差は少ない。

　ここで，有意度算出法の新提案を記述する。その内容を，アヤメデータ[2]を用いて行う。以前，球面自己組織化マップ（SSOM）法[3]~[5]を用いた有意度計算の方法を紹介した[6]。今回，提案する方法では，たくさんのラベルデータ群を一度に学習し，各ラベル対間の有意度が計算される。最後に重回帰分析の結果と比較した。さらに当該方法の汎用性を述べる。

3.1 有意度算出のアルゴリズム

表 3.1，3.2 にアヤメデータの種別 1（setosa），2（versicolor），3（virginica）の元データ（各 50 株）の一部，図 3.1 に学習結果を示す。

表 3.1，3.2 のように元データに種別 1，2，3 を加え，縦方向で正規化後，学習すると，図 3.1 に示すように，(a) U マトリクス表示，(b) 色付け表示で，境界 1，2，3 がはっきりと区別される。(b) の球面の赤マークは種別 1（setosa）の最小値（0.981816）を示す。なお，種別 2 は 2_11，種別 3 は 3_20 で，紙面の反対側にあるため見えない。2_11 の 0.991068，3_20 の 0.987421 がコードブック（球面構成ノードの学習結果）の最小値である。

表 3.1 アヤメの元データ。黄色部に種別 1，2，3 を追加。実線は 1 種，2 種間の境界付近

3		1_set	2_ver	3_gnc	萼片_長さ	萼片_幅	花弁_長さ	花弁_幅
48	1_45	1	0	0	5.1	3.8	1.9	0.4
49	1_46	1	0	0	4.8	3	1.4	0.3
50	1_47	1	0	0	5.1	3.8	1.6	0.2
51	1_48	1	0	0	4.6	3.2	1.4	0.2
52	1_49	1	0	0	5.3	3.7	1.5	0.2
53	1_50	1	0	0	5	3.3	1.4	0.2
54	2_1	0	1	0	7	3.2	4.7	1.4
55	2_2	0	1	0	6.4	3.2	4.5	1.5
56	2_3	0	1	0	6.9	3.1	4.9	1.5
57	2_4	0	1	0	5.5	2.3	4	1.3
58	2_5	0	1	0	6.5	2.8	4.6	1.5

表 3.2 アヤメの元データ。黄色部に種別 1，2，3 を追加。実線は 2 種，3 種間の境界付近

3		1_set	2_ver	3_gnc	萼片_長さ	萼片_幅	花弁_長さ	花弁_幅
99	2_46	0	1	0	5.7	3	4.2	1.2
100	2_47	0	1	0	5.7	2.9	4.2	1.3
101	2_48	0	1	0	6.2	2.9	4.3	1.3
102	2_49	0	1	0	5.1	2.5	3	1.1
103	2_50	0	1	0	5.7	2.8	4.1	1.3
104	3_1	0	0	1	6.3	3.3	6	2.5
105	3_2	0	0	1	5.8	2.7	5.1	1.9
106	3_3	0	0	1	7.1	3	5.9	2.1
107	3_4	0	0	1	6.3	2.9	5.6	1.8
108	3_5	0	0	1	6.5	3	5.8	2.2

第 3 章 一度の SOM 学習によるデータ要素間の有意度算出法　27

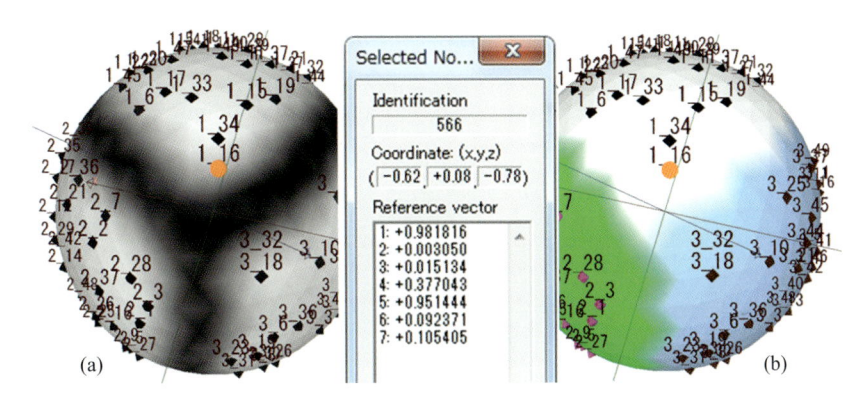

図 3.1 　(a) グリフ値 0 での U マトリクス表示，(b) 色付け表示での 1，2，3 の境界

　列方向で正規化後，たとえば種別 1_set，2_ver 間だけの比較をこの方法でするときの表を表 3.3 に示す．

表 3.3 　表 3.1, 3.2 のアヤメのデータを列方向で正規化後，黄色部に
　　　　種別 1_set, 2_ver を割り振り，種別 1，2 分のみ切り出す

3		1_set	2_ver	萼片_長さ	萼片_幅	花弁_長さ	花弁_幅
49	1_46	1	0	0.138888889	0.416666667	0.06779661	0.083333333
50	1_47	1	0	0.222222222	0.75	0.101694915	0.041666667
51	1_48	1	0	0.083333333	0.5	0.06779661	0.041666667
52	1_49	1	0	0.277777778	0.708333333	0.084745763	0.041666667
53	1_50	1	0	0.194444444	0.541666667	0.06779661	0.041666667
54	2_1	0	1	0.75	0.5	0.627118644	0.541666667
55	2_2	0	1	0.583333333	0.5	0.593220339	0.583333333
56	2_3	0	1	0.722222222	0.458333333	0.661016949	0.583333333
57	2_4	0	1	0.333333333	0.125	0.508474576	0.5
58	2_5	0	1	0.611111111	0.333333333	0.610169492	0.583333333

表 3.4 　アヤメの列方向で正規化したデータから種別 1，2 分のみを切り出し，
　　　　従来法では種別の項に 0，1（黄色部）を割り当てる

3		2_ver-1_set	萼片_長さ	萼片_幅	花弁_長さ	花弁_幅
49	1_46	0	0.138888889	0.416666667	0.06779661	0.083333333
50	1_47	0	0.222222222	0.75	0.101694915	0.041666667
51	1_48	0	0.083333333	0.5	0.06779661	0.041666667
52	1_49	0	0.277777778	0.708333333	0.084745763	0.041666667
53	1_50	0	0.194444444	0.541666667	0.06779661	0.041666667
54	2_1	1	0.75	0.5	0.627118644	0.541666667
55	2_2	1	0.583333333	0.5	0.593220339	0.583333333
56	2_3	1	0.722222222	0.458333333	0.661016949	0.583333333
57	2_4	1	0.333333333	0.125	0.508474576	0.5
58	2_5	1	0.611111111	0.333333333	0.610169492	0.583333333

次に図 3.2 の要素マップの色調から，花弁の長さ，花弁の幅，萼片の長さ，萼片の幅の順に有意度が変化している．これを数値評価しようというのが本章の目的である．

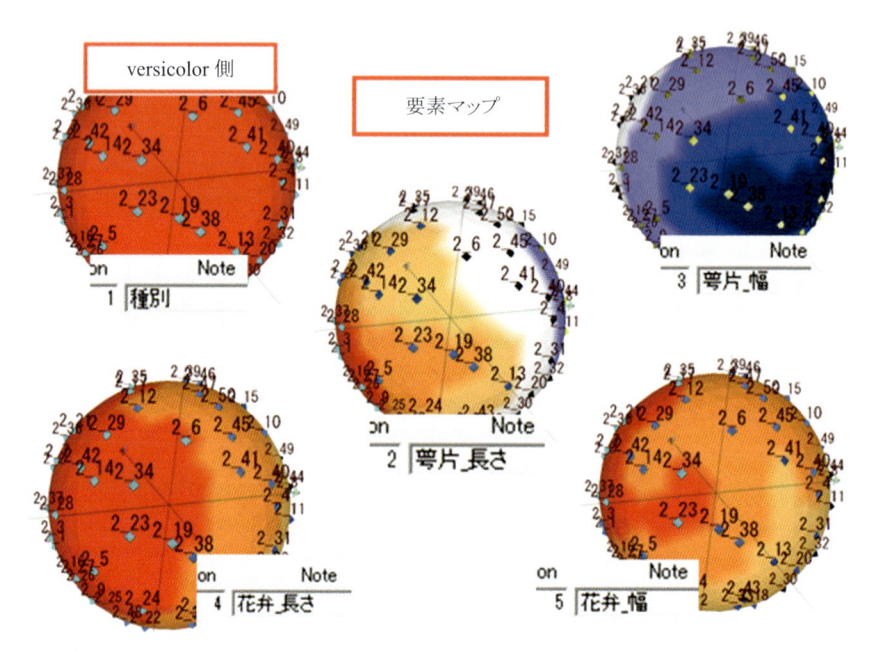

図 3.2　表 3.4 のデータで学習後の要素マップ．種別 versicolor 側を正面に向け，他の 4 要素の様子を示した

表 3.5 の (a) で学習された 642 個のノードのコードブックベクトル（数値）を B 列（1_set）の降順に並べて最小値 1_16 を探し，その行（129 行）以上で平均値を計算し 130 行に載せる．次に (b) で同じコードブックベクトルを C 列（2_ver）の降順に並べて最小値 2_11 を探す．同様に (c) で D 列（3_gnc）の降順に並べて最小値 3_20 を探す．それぞれ 146 行，152 行で平均値を計算する．

なお，表 3.7 で引き算の方向は提案 2 者間，また従来法と比較するためである．

第 3 章 一度の SOM 学習によるデータ要素間の有意度算出法 29

表 3.5 表 3.1, 3.2 のデータで学習後のコードブックデータ（球面では scod）で学習

(a) E130 =AVERAGE(E2:E129)

	A	B	C	D	E	F	G	H
1		1_set	2_ver	3_gnc	萼片_長さ	萼片_幅	花弁_長さ	花弁_幅
125		0.989655	0	0.010345	0.307674	0.601161	0.100432	0.086918
126		0.985919	0	0.014081	0.255231	0.598071	0.104658	0.154435
127		0.985079	0.001029	0.013893	0.106263	0.293685	0.070905	0.072007
128		0.982867	0.000021	0.017113	0.387029	0.816386	0.089945	0.077434
129	1_16	0.981816	0.00305	0.015134	0.377043	0.951444	0.092371	0.105405
130	1_16_set	0.998368	0.0006	0.001032	0.198554	0.592244	0.079111	0.059916
131		0.981794	0.016965	0.001241	0.048798	0.292229	0.063834	0.059809
132		0.980686	0.019313	0	0.042011	0.46632	0.059497	0.043792

(b) C146 =AVERAGE(C2:C145)

	A	B	C	D	E	F	G	H
1		1_set	2_ver	3_gnc	萼片_長さ	萼片_幅	花弁_長さ	花弁_幅
140		0	0.99367	0.00633	0.534315	0.118252	0.577534	0.513189
141		0.006185	0.993649	0.000166	0.560306	0.52468	0.617491	0.61647
142		0	0.993427	0.006573	0.625749	0.320804	0.634532	0.561087
143		0.00855	0.991449	0.000001	0.478263	0.553227	0.604203	0.635011
144		0	0.991243	0.008757	0.658684	0.371547	0.618634	0.532966
145	2_11	0.000673	0.991068	0.008259	0.206301	0.058873	0.417711	0.38236
146	2_11_ver	0.000415	0.999074	0.000511	0.456112	0.322552	0.553349	0.50874
147		0	0.988511	0.011489	0.534157	0.138284	0.603998	0.550848

(c) G152 =AVERAGE(G2:G151)

	A	B	C	D	E	F	G	H
1		1_set	2_ver	3_gnc	萼片_長さ	萼片_幅	花弁_長さ	花弁_幅
147		0	0.008985	0.991014	0.929992	0.327374	0.955986	0.821611
148		0.009343	0.000002	0.990655	0.674353	0.551159	0.798288	0.869521
149		0.0102	0	0.9898	0.450002	0.402646	0.667319	0.720795
150		0.011911	0.000234	0.987855	0.831673	0.658346	0.867768	0.900687
151	3_20	0.000022	0.012557	0.987421	0.476619	0.130115	0.685706	0.595042
152	3_20_gnc	0.000536	0.000644	0.99882	0.630142	0.399339	0.767211	0.804355
153		0	0.014286	0.985714	0.603016	0.268125	0.76933	0.65232
154		0.014888	0	0.985112	0.597823	0.560262	0.78336	0.926407

表 3.6 表 3.5 の (a) の 130 行, (b) の 146 行, (c) の 152 行を切り出して表示

	1_set	2_ver	3_gnc	萼片_長さ	萼片_幅	花弁_長さ	花弁_幅
1_16_set	99.83685	0.059979	0.103174	19.85538	59.22444	7.911089	5.991614
	1_set	2_ver	3_gnc	萼片_長さ	萼片_幅	花弁_長さ	花弁_幅
2_11_ver	0.0415	99.90744	0.051059	45.61121	32.25519	55.33486	50.87397
	1_set	2_ver	3_gnc	萼片_長さ	萼片_幅	花弁_長さ	花弁_幅
3_20_gnc	0.053565	0.064413	99.88202	63.01421	39.9339	76.7211	80.43553

表 3.7 表 3.6 を基に各行の代表値の差（2 ver - 1 set, 3 gnc - 1 set, 2 ver - 3 gnc）を計算した

	1_set	2_ver	3_gnc	萼片_長さ	萼片_幅	花弁_長さ	花弁_幅
2ver - 1set	-99.80	99.85	-0.05	25.76	-26.97	47.42	44.88
	1_set	2_ver	3_gnc	萼片_長さ	萼片_幅	花弁_長さ	花弁_幅
3gnc - 1set	-99.78	0.00	99.78	43.16	-19.29	68.81	74.44
	1_set	2_ver	3_gnc	萼片_長さ	萼片_幅	花弁_長さ	花弁_幅
3gnc - 2ver	0.01	-99.84	99.83	17.40	7.68	21.39	29.56

(a) 2ver-1set_by_3spec — 2_versicolor:1_setosa 間の有意度 SSOM

(b) 2ver-1set_by_2spec

(c) 2ver-1set_by_1spec — 従来法

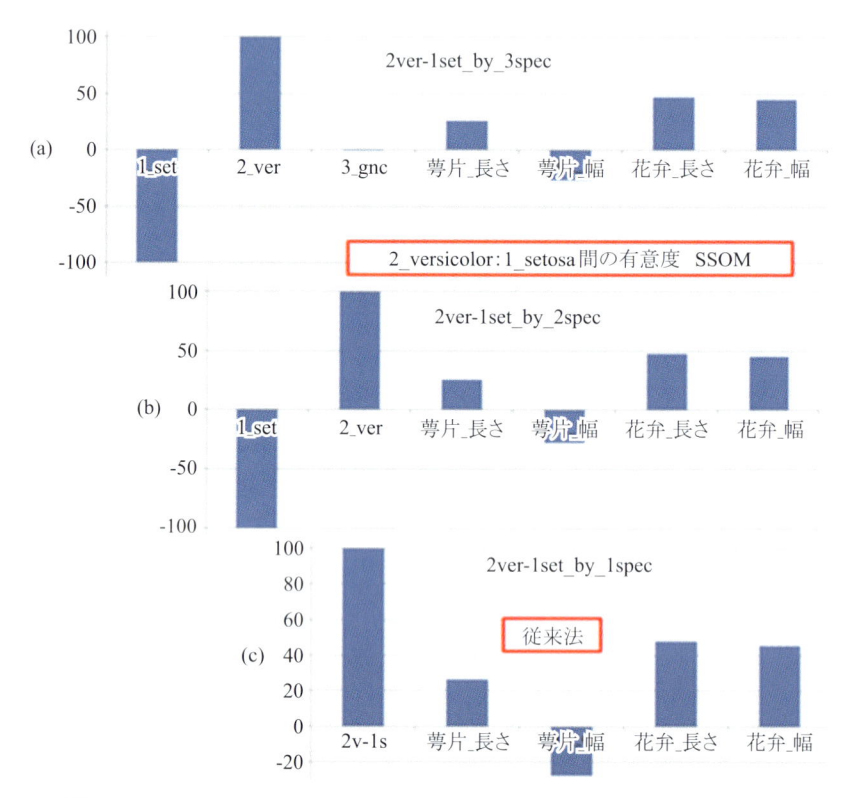

図 3.3 (a) 今回の方法での versicolor:setosa 間の有意度，(b) 表 3.3 の 2 者間の提案法で求めた有意度，(c) 表 3.4 の 2 者間の従来法で求めた有意度。結果はすべてほぼ一致している

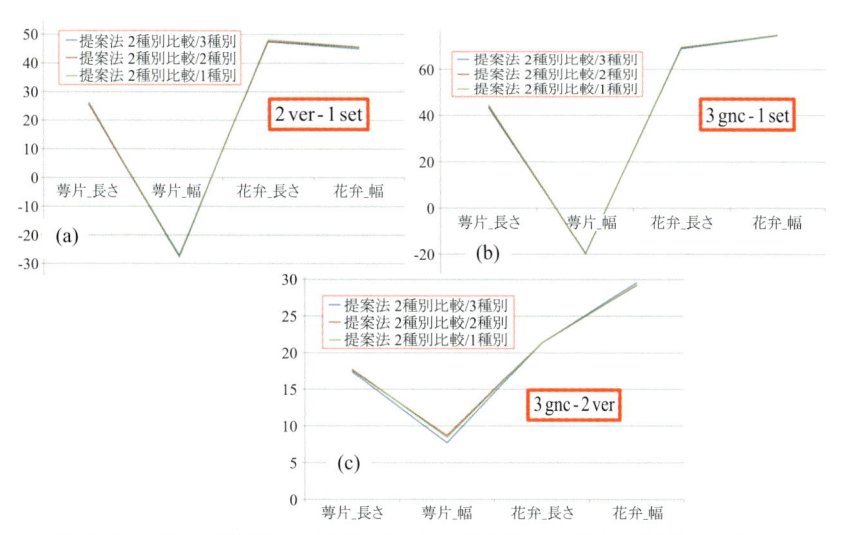

図 3.4 3 種別 2 種比較，2 種別 2 種比較，従来法の 1 種別 2 種比較の 3 法で，(a) versicolor : setosa 間，(b) virsinica : setosa 間，(c) virginica : versicolor 間の有意度を比較する

3.2 有意度総合比較

表 3.7 で求めた各有意度の総合比較について述べる．これは各組み合わせで 5 列（萼片_長さ）から 8 列（花弁_幅）までの有意度の絶対値をとり加算平均（(Σ abs | 各有意度 |)/要素の数）した．結果を表 3.8 に示す．

表 3.8 から，最も有意度が近いのは gnc-ver，最も遠いのは gnc-set である．

表 3.8 表 3.7 の結果で各組み合わせの有意度の総合比較をした

	有意度総合比較
3 gnc - 2 ver	19.0
2 ver - 1 set	22.8
3 gnc - 1 set	41.8

有意度総合比較＝(Σabs|各有意度|)/要素の数

表3.9に当該球面SOM法と重回帰法での有意度の比較を示す。上段が当該方法であり，重回帰分析の結果は下段に黄色で示す。重回帰分析では，花弁_長さが最も有効となり，次が花弁_幅，そして次に萼片_幅の順で，ここまでは当該SOM法と一致する。ただ，萼片_長さは重回帰分析では値が小さく，符号も負と反対で，P値も他と比べて非常に大きく，重回帰分析では意味のない変数と結論される。しかし，当該SOM法では34.24％とかなり大きく，ここだけが不一致である。また，SOMで見られる要素マップ図3.2から萼片_長さも十分にversicolor側である。

表3.9 当該球面SOM法と重回帰法での有意度の比較。C=A-B, C値が有意度になる

種別	萼片_長さ	萼片_幅	花弁_長さ	花弁_幅	
99.84	60.84	31.10	80.09	72.24	A
0.14	26.61	60.46	11.29	8.37	B
99.70	34.24	-29.36	68.80	63.88	C

種別	萼片_長さ	萼片_幅	花弁_長さ	花弁_幅	
99.70	34.24	-29.36	68.80	63.88	C

重回帰の結果	萼片_長さ	萼片_幅	花弁_長さ	花弁_幅
標準偏回帰	-0.034	-0.162	0.568	0.341
P値(両側)	0.435	0	0	0.001

共著者の中野，大藪によると重回帰とSOMのこの差は，重回帰は直交系（説明変数間に相関がない），SOMは非直交系（ベクトル間の距離だけで計算が進行）であることによる。事実，相関行列を計算すると，萼片_長さは花弁_長さと花弁_幅とに相関が強く依存した変数なので，重回帰分析では多重共線性となり，ネガティブな結果になるとしている。つまり，重回帰分析では各変数の重みは相対化されるが，SOMでは同等に扱われることの違いが出た結果ともいえる。

まとめ

以上，球面自己組織化マップを用いて新しい有意度算出法を提案した。検証をアヤメ3データで行った。つまり，3データの各クラスタラベルに同等の1

の旗を表 3.1，3.2 のように立てた．こうして各クラスタラベル（種別）は同等に比較できた．そして，アヤメデータ [2] のように ver と gnc が複雑に入り組んで，球面 SOM 上でデータ判別が一様でない場合でも，この方法で求めた有意度と 2 つずつの組み合わせで求めた有意度は図 3.4 に示すようにほぼ一致した．前述の計算手順を想起すると，以下のとおりである．

① 球面 SOM でデータ学習を行う．ここで誤分類を修正し，クラスタ分割を完全にする．
② 球面を歪ませ，クラスタ分析を行い，樹形図を作成する．
③ ここで解析したい任意の群を選び，選ばれた群に表 3.1〜3.3 のようにクラスタ種別 1，0 をクラスタ種別の数だけ割り当てる．
④ このデータによって再度，球面 SOM 法で学習し，表 3.5〜3.7 の手順で各 2 種間の有意度を求める．

このように見てみると，統計的手法は用意されたデータだけを考え，その数学的な分布をまず考える．後は計算が続く．ここで述べた SOM 法では球面上にデータがクラスタ別に分布されている．誤分類されているデータは見た目で直ちに修正または削除でき，残ったクラスタ分類されたデータだけで有意度計算に移行できる．このように SOM 法のほうが視覚的でわかりやすい．

ところで，種別が 3 種になった場合，重回帰 [1] ではダミー変数を用いるが，それと同様に SOM でも次元を増やし，種別のところを今回提案したように 3 次元にして $(1, 0, 0, \cdots)$ とすればよいという利点があり，多次元への展開が容易である．

また，3.2 節で有意度総合比較の方法を提案した．これにより，各組み合わせの類似度を有意度により評価できる．アヤメの例では最も有意度の近いのは gnc-ver，最も遠いのは gnc-set である．

最後に有意度について記す．図 3.3，3.4 では縦軸，表 3.6，3.7，3.9 では数字に単位が入っていないが，最大の有意度を 100 にした数字である．最大を 1 としてもよいが，小数点以下の数値は読みにくいので 100 で正規化した．

参考文献

[1] 中野正博：看護・保健・医療のための楽しい多変量分析，ヘリシティ出版，神戸，pp.1–212，2009.
[2] http://www.ics.uci.edu/~mlearn/databases/
[3] 徳高平蔵，藤村喜久郎，大北正昭：球面 SOM を用いたクラスタ分析，バイオメディカル・ファジィ・システム学会誌，Vol.8, No.1, pp.29–39, 2006.
[4] 大北正昭，徳高平蔵，藤村喜久郎，権田英功：自己組織化マップとそのツール，シュプリンガー・ジャパン（株），2008.
[5] http://www.somj.com
[6] 徳高平蔵，大北正昭，大木誠，大藪又茂：一度の SOM 学習で OK，データ要素間の有意度算出法の新提案，第 15 回 SOM 研究会資料，福岡工業大学（FIT ホールセミナー室），3 月 20 日，2014.

第 2 編

応用編
有意度と脈波

第 4 章

遺伝子データへの SOM 有意度解析法の応用

　第 3 章で詳細に述べた SOM 法での有意度算出の方法[1][2]を大量の遺伝子データよりなる乳癌と遺伝子との関係を調べたデータに応用する。

4.1　遺伝子データへの有意度算出法の応用（荷重 5 の場合）

　ここに 40 症例の乳癌から手術で摘出した病巣について，マイクロアレイ法を用いて，約 1 万種類の遺伝子の発現量を計測したデータがある。40 症例中での発現量の標準偏差を平均値で割った値が大きい順に番号が振られ，またその値が 1 以上になる 831 種類の遺伝子が，症例間での発現量の変化が大きく，乳癌の悪性度と関連している可能性が高いとみなされる。乳癌はいくつかのサブタイプに分類され，転移する確率などの予後や，治療法の効果などがそれぞれ異なる。とくに，1（1C），2（2C），3（3C），4（4C），5（5C）の 5 種類のサブタイプのうち，1（1C）の luminal subtype と 5（5C）の basal subtype の差異は顕著であり，この違いに関連する遺伝子をより詳細に研究する必要がある。第 3 章の表 3.1，3.2 の方法により 1C から 2 = 3C（2C，3C の合併），4C，5C まで 4 段階の旗を立て，球面 SOM[3][4]で学習した。なお，データは各症例で 1〜831 までの遺伝子の最大-最小で正規化した。いわゆる，行の正規化である。ここで注意したいのは，要素の数が 831 と非常に大きいので，各群間を区別する旗の数は各クラスタ 5 列にした。1 列の場合に比べて重みは 5 倍になる。B〜U の 20 列が 4 クラスタの旗の列となる。学習データ，学習結果はそ

れぞれ表 4.1，図 4.1 に示す。

表 4.1 行で正規化した学習用データ。横方向 831 個の遺伝子で，1C, 2=3C, 4C, 5C の 4 種別に対して，それぞれ 5 列にしたラベル種別（B〜U 列）を追加した

	A	B	C	D	E	F	G	H	I	J	K	L	M	N	O	P	Q	R	S	T	U	V	W	X	Y
1		1C	1C	1C	1C	1C	2=3C	2=3C	2=3C	2=3C	2=3C	4C	4C	4C	4C	4C	5C	5C	5C	5C	5C	1	2	3	4
2	1C_11	1	1	1	1	1	0	0	0	0	0	0	0	0	0	0	0	0	0	0	0	0.59	0	0.38	0.44
3	1C_12	1	1	1	1	1	0	0	0	0	0	0	0	0	0	0	0	0	0	0	0	0.37	0.03	0.18	0.37
4	1C_13	1	1	1	1	1	0	0	0	0	0	0	0	0	0	0	0	0	0	0	0	0.88	0.25	0.07	0.31
5	1C_14	1	1	1	1	1	0	0	0	0	0	0	0	0	0	0	0	0	0	0	0	0.18	0.03	0.05	0.16
6	1C_15	1	1	1	1	1	0	0	0	0	0	0	0	0	0	0	0	0	0	0	0	0.13	0.08	0.18	0.02
7	1C_17	1	1	1	1	1	0	0	0	0	0	0	0	0	0	0	0	0	0	0	0	0.04	0.16	0.06	0.1
8	1C_20	1	1	1	1	1	0	0	0	0	0	0	0	0	0	0	0	0	0	0	0	0.27	0.12	0.55	0.12
9	2=3C_1	0	0	0	0	0	1	1	1	1	1	0	0	0	0	0	0	0	0	0	0	0.1	0.72	0.03	0.38
10	2=3C_2	0	0	0	0	0	1	1	1	1	1	0	0	0	0	0	0	0	0	0	0	0.31	0.17	0.15	0.59
11	2=3C_3	0	0	0	0	0	1	1	1	1	1	0	0	0	0	0	0	0	0	0	0	0.1	0.06	0.46	0.74
12	2=3C_4	0	0	0	0	0	1	1	1	1	1	0	0	0	0	0	0	0	0	0	0	0.14	0.74	0.14	0.65
13	2=3C_5	0	0	0	0	0	1	1	1	1	1	0	0	0	0	0	0	0	0	0	0	0.11	0.12	0.09	0.27
14	2=3C_6	0	0	0	0	0	1	1	1	1	1	0	0	0	0	0	0	0	0	0	0	0.21	0.44	0.63	0.53
15	2=3C_7	0	0	0	0	0	1	1	1	1	1	0	0	0	0	0	0	0	0	0	0	0.85	0.23	0.05	0.02

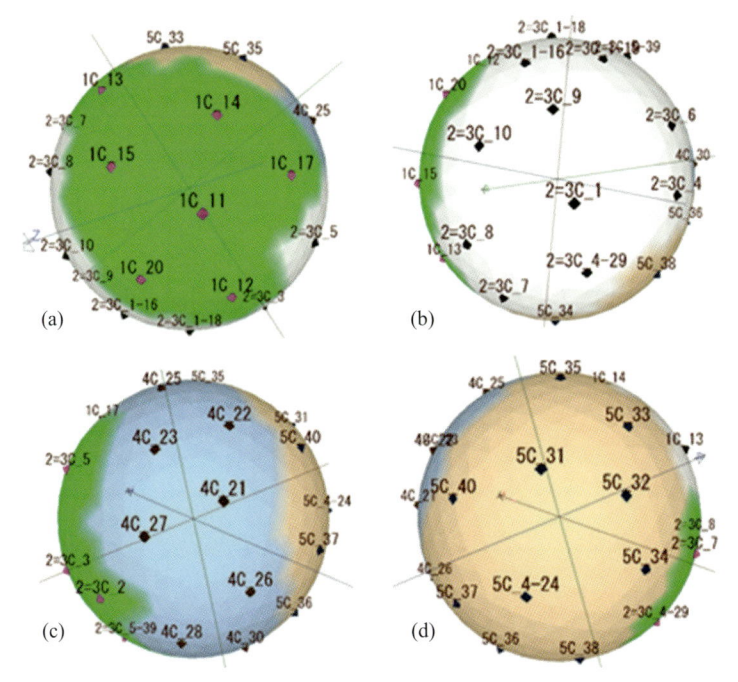

図 4.1 表 4.1 のデータでの SOM 学習結果。(a) 1C 群，(b) 2=3C 群，(c) 4C 群，(d) 5C 群

表の一部に，SOM学習の結果，2 = 3C群に振り分けられた1C群，4C群，5C群がある。

図4.1の学習結果から第3章の表3.5，3.6の演算をし，表3.6，3.7と同等の表，表4.2を求める。

表4.2 図4.1の学習コードブックベクトルから第3章の表3.5, 3.6と同じ演算をし，各群の平均値を求め，5行目から3行目の引き算をし，8行目に有意度5C-1Cを載せる

	A	B	C	D	E	F	G	H	I	J	K	L	M	N
1		1C	1C	途中省略	5C	5C	5C	5C	5C	1	2	3	4	5
2	1C_13	0.9765	0.9765		0.005	0.005	0.005	0.005	0.005	0.34	0.08	0.24	0.22	0.15
3	2=3C_5	0.0071	0.0071		0.004	0.004	0.004	0.004	0.004	0.43	0.46	0.3	0.45	0.34
4	4C_30	0.0019	0.0019		0.022	0.022	0.022	0.022	0.022	0.28	0.5	0.53	0.27	0.55
5	5C_36	0.0037	0.0037		0.977	0.977	0.977	0.977	0.977	0.24	0.6	0.34	0.3	0.28
6														
7		1C	1C	途中省略	5C	5C	5C	5C	5C	1	2	3	4	5
8	5C-1C	-97.28	-97.28		97.11	97.11	97.11	97.11	97.11	-9.5	51.7	10.4	8.02	12.5

ここで8行目で黄色のクラスタの部分を削除し，遺伝子の有意度だけを図4.2にグラフ化した。

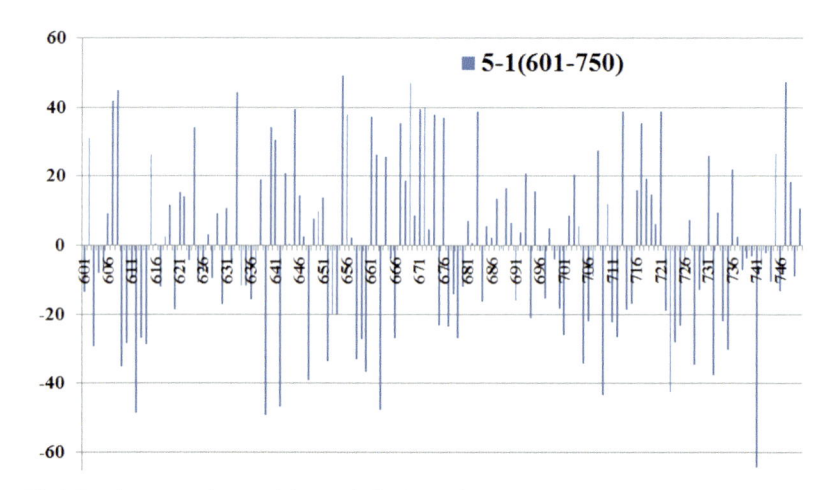

図4.2 表4.2の8行目の遺伝子の部位だけをグラフ化した。例として601～750番まで。＋側は5の悪性度が高い乳癌に有意な遺伝子。－側は1の悪性度が低い乳癌に有意な遺伝子。他の遺伝子範囲の1～600, 751～831は省略する

第 4 章 遺伝子データへの SOM 有意度解析法の応用

表 4.3 (a) 各遺伝子番号範囲で 5C の悪性乳癌の有意度が 40 以上のものを選んだ。緑は 45 以上を示す。(b) 今度は 1C の悪性度が低い乳癌側を見る。遺伝子番号 1〜151 の範囲では -45 以下の遺伝子は (a) の 5C の悪性乳癌側より多いが，それ以上の遺伝子ではほぼ均一に 1C 側の有意度は分布している

5C 側   831 genes

1-150	gene_code	5C - 1C
139	1042_at	52.2
2	34098_f_at	51.7
125	1405_i_at	51.5
24	35185_at	50.8
126	38017_at	50.2
58	41096_at	49.0
14	41471_at	48.8
82	34105_f_at	46.3
94	41165_g_at	44.9
13	35061_at	44.6
66	33505_at	44.4
87	34095_f_at	44.2
9	543_g_at	44.1
39	31319_at	43.4
123	37168_at	43.1
29	33331_at	42.2
53	38578_at	41.9
32	36067_at	41.9
41	36239_at	40.9
33	36280_at	40.3

151-300	gene_code	5C - 1C
220	41585_at	50.1
296	35530_f_at	49.8
252	33272_at	46.1
234	41827_f_at	44.7
250	39581_at	42.8
165	31315_at	42.7
167	41164_at	42.4
185	32794_g_at	42.3
189	572_at	41.2
288	36837_at	40.6
174	40671_g_at	40.4

301-450	gene_code	5C - 1C
391	38414_at	49.4
301	35566_f_at	45.3
316	34094_i_at	43.7

451-600	gene_code	5C - 1C
477	38570_at	49.6
469	33273_f_at	49.3
489	33274_f_at	49.1
484	33282_at	48.8
495	1478_at	43.4
563	38006_at	43.1
540	1347_at	40.1

601-750	gene_code	5C - 1C
655	37864_s_at	49.2
747	35926_s_at	47.3
669	2059_s_at	46.9
608	32186_at	44.8
633	36804_at	44.2
607	36484_at	43.0
672	39175_at	40.1

751-831	gene_code	5C - 1C
802	40738_at	45.2
783	38194_s_at	45.1
778	38098_at	41.7
761	36227_at	41.2

(a)

1C 側   831 genes

1-150	gene_code	5C - 1C
63	37897_s_at	-41.0
42	1741_s_at	-41.0
115	38827_at	-42.0
25	31798_at	-43.0
121	1371_s_at	-44.1
145	34775_at	-45.1
18	37141_at	-45.7
40	32043_at	-46.4
43	36454_at	-48.0
15	38187_at	-48.6
23	38875_r_at	-50.4
38	37273_at	-55.4
102	41440_at	-56.6
47	32527_at	-65.3

151-300	gene_code	5C - 1C
265	851_s_at	-41.6
192	39366_at	-43.1
196	41049_at	-43.1
275	40422_at	-43.6
152	40161_at	-44.5
226	35778_at	-44.6
235	35275_at	-46.7
279	32531_at	-48.4
200	185_at	-50.6
228	40673_at	-52.0

301-450	gene_code	5C - 1C
363	41660_at	-41.2
372	39597_at	-42.6
306	37621_at	-45.0
334	40511_at	-48.5
364	41271_at	-51.1
388	38254_at	-53.1
318	39369_at	-54.5

451-600	gene_code	5C - 1C
506	38850_at	-39.3
539	1909_at	-39.9
513	33452_at	-40.2
555	1737_s_at	-46.9
456	1798_at	-47.7
521	1893_s_at	-48.7
572	32668_at	-49.5
523	36925_at	-55.1

601-750	gene_code	5C - 1C
648	36859_at	-39.1
723	2020_at	-42.5
709	40088_at	-43.6
642	40093_at	-46.7
663	36096_at	-47.8
612	40766_at	-48.5
639	33466_at	-49.4
741	35842_at	-64.4

751-831	gene_code	5C - 1C
780	39054_at	-38.7
821	32664_at	-39.9
758	1681_at	-55.3

(b)

　表 4.3 をまとめる。まず，遺伝子番号の隣に遺伝子の特徴を示す遺伝子コードを載せている。群の特徴を強く示す強度が高い緑色の遺伝子では，1C の悪性度が低い乳癌側を示すもののほうが少し多い（5C 側は 22 個，1C 側は 29 個）。1〜831 の遺伝子すべてで，5C 側（正），1C 側（負）の数を数えてみると，5C 側は 403 個，1C 側は 428 個で，やはり 1C 側が少し多い。以上，悪性乳癌と悪性度が低い癌の遺伝子比較をこの有意度の方法を用いて評価した。悪性度

が低い癌側（1C 側）の発現遺伝子は，悪性乳癌（5C 側）の発現遺伝子に比べて発現量，発現数とも少し高い。1C 側の luminal subtype の乳癌に高い有意度を持つ遺伝子群や，5C 側の basal subtype の乳癌に高い有意度を持つ遺伝子群には，すでにそれぞれの subtype との関連が報告されている遺伝子が多く含まれる [5]。このなかで，5C の basal subtype 側で有意度が 50 以上となった遺伝子について注目すると，24 番の FABP7 は basal subtype の乳癌細胞の生存と増殖を促進する経路にかかわっていることが報告されている [5]。一方，1C の luminal subtype 側で有意度が −50 以下となった遺伝子について注目すると，23 番の GREB1 はエストロゲン刺激による細胞増殖にかかわっており [6]，364 番の SLC7A8 はエストロゲンに依存して発現することが報告されており [7]，758 番のエストロゲン受容体が発現していることは luminal subtype であることの要件である [8]。これまでの乳癌の分類法に加えて，ここで抽出された遺伝子群についても計測することで，より正確に乳癌の種類を判別し，治療法の選択に役立てられる可能性がある。また，リストアップされた遺伝子群のうち，乳癌との関連が報告されていないものについても，何らかの機構で乳癌の性質に影響している可能性があるため，新たな治療標的や判別基準の候補として，研究の対象になる。なお，未知サンプルの遺伝子発現量からどのレベルの乳癌にあるかは，球面 SOM 法を用い，未知のサンプルがどの領域にあるかで判別が可能である。

4.2　遺伝子データへの有意度算出法の応用（荷重 1 の場合）

　ここでは従来の荷重 1 の場合を，この遺伝子データにも試みた。
　2 つの荷重のかけ方をそれぞれ W1 と W5 として，荷重の効果を比較してみる。すでに W5 の場合は表 4.3 で，5C の悪性度が高い乳癌と 1C の悪性度が低い乳癌側の活動遺伝子を取り上げた。これを W1 の場合でも行い，両者を比較した。結果の一部を表 4.5 に示す。
　表 4.5 では W5 と W1 を比較した。有意度 40 以上で比較したが，表を精査

すると4個の遺伝子がW5またはW1側に余分に入り込んでいる．189，288，540がW5側，21がW1側である．そして，601〜750の範囲では，2群間で異なる遺伝子672と683が上がっている．しかし，それらはまた，表中すべて

表4.4　荷重1，つまり各クラスタ列をB〜E列までに入れた場合．F列からは遺伝子番号

	A	B (1C)	C (2=3C)	D (4C)	E (5C)	F	G	H	I	J
1						1	2	3	4	5
2	1C_11	1	0	0	0	0.5906	0	0.3754	0.4436	0.0701
3	1C_12	1	0	0	0	0.3722	0.0272	0.1778	0.3695	0.3674
4	1C_13	1	0	0	0	0.8826	0.2476	0.0659	0.3148	0.1338
5	1C_14	1	0	0	0	0.1821	0.0328	0.0509	0.1637	0.0437
6	1C_15	1	0	0	0	0.1289	0.0774	0.1833	0.0175	0.1654
7	1C_17	1	0	0	0	0.0437	0.1581	0.0605	0.1015	0.2205
8	1C_20	1	0	0	0	0.2658	0.1162	0.5466	0.1242	0.1876
9	2=3C_1	0	1	0	0	0.1047	0.7193	0.0338	0.3797	0.5651
10	2=3C_2	0	1	0	0	0.3107	0.1653	0.1523	0.5923	0.3726
11	2=3C_3	0	1	0	0	0.101	0.0551	0.4647	0.7351	0.6712
12	2=3C_4	0	1	0	0	0.1435	0.7435	0.1377	0.6529	0.6037
13	2=3C_5	0	1	0	0	0.1053	0.1151	0.0864	0.2705	0.1822
14	2=3C_6	0	1	0	0	0.2093	0.441	0.6276	0.5317	0.6778
15	2=3C_7	0	1	0	0	0.8515	0.2261	0.0532	0.0215	0.1755

表4.5　各遺伝子番号範囲で5C悪性乳癌側の有意度が40以上のものを荷重5（W5）と荷重1（W1）で比較

1-150				151-300				301-450				451-600			
W5 5C-1C		W1 5C-1C		W5 5C-1C		W1 5C-1C		W5 5C-1C		W1 5C-1C		W5 5C-1C		W1 5C-1C	
139	52.2	24	53.0	220	50.1	220	50.0	391	49.4	391	48.3	477	49.6	477	50.8
2	51.7	139	52.0	296	49.8	296	49.7	301	45.3	301	45.9	469	49.3	469	50.8
125	51.5	58	51.9	252	46.1	252	48.6	316	43.7	316	43.3	489	49.1	489	50.5
24	50.8	125	51.8	234	44.7	234	46.3					484	48.8	484	48.7
126	50.2	126	51.6	250	42.8	185	45.3					495	43.4	495	45.6
58	49.0	2	50.5	165	42.7	167	43.3					563	43.1	563	43.7
14	48.8	14	50.2	167	42.4	165	43.2					540	40.1		
82	46.3	82	47.0	185	42.3	250	42.8								
94	44.9	66	46.4	189	41.2	174	41.8								
13	44.6	9	46.1	288	40.6										
66	44.4	94	46.1	174	40.4			601-750				751-831			
87	44.2	87	44.5					W5 5C-1C		W1 5C-1C		W5 5C-1C		W1 5C-1C	
9	44.1	29	44.2												
39	43.7	123	43.3					655	49.2	655	50.0	802	45.2	783	46.8
123	43.1	39	43.2					747	47.3	669	48.3	783	45.1	802	46.2
29	42.2	53	43.2					669	46.9	747	46.7	778	41.7	761	43.6
53	42.0	32	43.0					608	44.8	633	46.1	761	41.2	778	41.5
32	41.9	13	42.8					633	44.2	607	41.2				
41	40.9	21	42.3					607	41.9	608	40.6				
33	40.3	33	42.1					672	40.1	683	40.4				
		41	42.0												

低位の遺伝子である。1C の悪性度が低い乳癌側の活動遺伝子でも同様の比較をした。有意度 −40 以下で比較した場合，表には示さないが 2 個の遺伝子が W5 または W1 側に存在しない。そして 273 番の遺伝子が余分に入り込んだ。それらはまた，低位発現の遺伝子である。表 4.5 で余分に入り込んだ遺伝子 4 個を除くと全部で 98 個の遺伝子がある。そして，異なる遺伝子は 2 個で，ほぼ 98％ の一致度である。1C の悪性度が低い乳癌側の活動遺伝子では余分に入り込んだ遺伝子 1 個を除くと全部で 94 個の遺伝子がある。そして，異なる遺伝子は 2 個で，これもほぼ 98％ の一致度である。

4.3 大量遺伝子データから有意度の高い遺伝子のみを残す方法

以下に有意度の高い遺伝子を残す追加実験を行った。遺伝子の数が多い間は荷重 5 で実験した。表 4.3 で有意度が 0 ≦ 有意度 ≦ |20| の遺伝子を外し，つまり 有意度 > |20| の有意度を示す 409 個の遺伝子を選び出した。元は 831 個あったので，約半分である。これを，表 4.1 と同様の荷重 5 で実験した。40 以上，−40 以下で整理した。同様の方法で解析遺伝子の削減を続けた。今度は，有意度 ≦ |30| で遺伝子の数を 202 個にさらに半減した。これを荷重 5 で解析した。同様の方法で 102 個，さらに 50 個と減らした。831 個の遺伝子を 50 個まで削減した。

表 4.6 で遺伝子範囲を 1〜150, 151〜300, ⋯, 601〜750, 751〜831 としているのは，遺伝子を減らさない場合と同じにして比較しやすくするためである。表 4.3 では，取り上げている遺伝子を |40| 以上とした。表 4.6 にある |45| 以上の遺伝子は表 4.3 にも同時に存在する。ただ表 4.6 で 1C 側の 140 番遺伝子 1 個のみが元の表 4.3 にはなかった。しかし，それは 409 個に半減した時点から現れ，202 個，102 個と減らしても有意度が増えながら出現している。表 4.3 の基の計算値に戻り調べると，それでも −39.9 とほぼ −40 の高い有意度を示した。このことから最初に |40| 以上の遺伝子を選ぶのは正解であった。解析遺伝子の削減によって表 4.3 で 100 個あった有意な遺伝子を表 4.6 では |45| 以

第 4 章 遺伝子データへの SOM 有意度解析法の応用

表 4.6 遺伝子の数を 50 個まで削減した。今回は有意度の値が大きいため全体で遺伝子数は全 50 個になる。(a) 正の有意度はすべて 45 以上の緑色の有意度である。(b) 有意度 −45 以下をほとんど示したが，723 遺伝子（黄色）もほぼ −45 であった

50 genes
5C 側

(a)

1-150	5C - 1C
125	55.8
139	53.4
24	53.3
126	52.2
9	51.4
2	51.1
123	49.8
66	47.7
58	47.0
13	46.5
14	46.3

151-300	5C - 1C
220	53.3
296	47.4
252	43.8

301-450	5C - 1C
391	47.2

451-600	5C - 1C
477	53.9
484	52.2
489	49.8
469	49.7

601-831	5C - 1C
633	50.8
669	50.0
655	48.9

先の 102 遺伝子の解析で −45 ≦ 有意度 ≦ 45 を外し，この 50 遺伝子の解析に移る

50 genes
1C 側

(b)

1-150	5C - 1C
140	−47.2
43	−50.4
23	−54.1
18	−55.0
38	−57.2
102	−59.3
47	−63.4

151-300	5C - 1C
222	−46.7
226	−48.1
200	−51.2
228	−53.1

301-450	5C - 1C
318	−48.9
334	−49.0
364	−50.0
431	−59.7

451-600	5C - 1C
555	−47.5
521	−48.5
572	−50.3
456	−52.7
523	−53.7

601-750	5C - 1C
723	−45.0
612	−48.4
642	−48.6
709	−49.4
639	−49.6
663	−52.4
741	−64.0

751-831	5C - 1C
758	−54.4

上の有意度で 50 個に絞ることができた。

なお，140 番遺伝子を同定すると，これは癌関連遺伝子（癌原遺伝子）EEF1A2 であり，EEF1A2 を過剰発現している卵巣癌は予後が悪い一方で[9]，乳癌では高い生存率と関連すると報告されており[10]，さらなる研究が待たれる。

さらに，有意度の総合比較をした。つまり，有意度の各要素ここでは 831 項

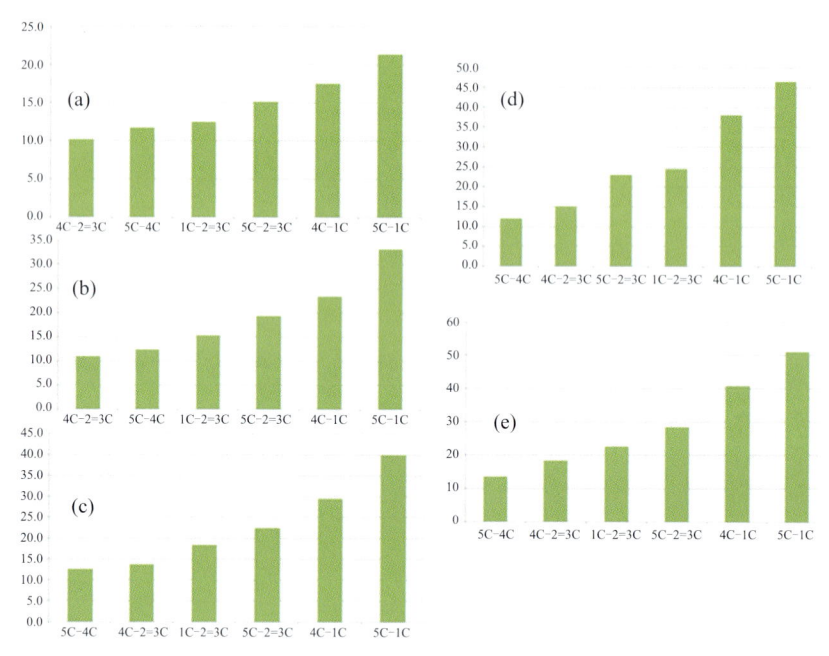

図 4.3　有意度総合評価。(a) 831 遺伝子，(b) 409 遺伝子，(c) 202 遺伝子，(d) 102 遺伝子，(e) 50 遺伝子

目の絶対値を取り，加算後，要素の数 831 で割って平均した．式で表現すると

$$有意度総合評価 = \frac{\sum \mathrm{abs}|有意度（各要素）|}{要素の数}$$

である．これを図 4.3 (a) に示す．そして，順に削減して，5C，1C に有意な遺伝子のみを残した．(b)〜(e) までに，この有意度の小さい解析遺伝子の削減の効果を見た．

図 4.4 (a) は，最初の 831 個の図 4.2 に比べて有意度がすべて $> |45|$ に揃っていることがわかる．これはまた，最下位の図 4.4 (b) と比べても歴然である．

図 4.3 に示すように (a)〜(e) と解析遺伝子の数を 5C-1C の解析に絞って減らしていくと，最初は最小のものと 2.1 倍しかなかった有意度総合比が，50 遺伝子に絞った (e) ではほぼ 3.8 倍に改良されていることがわかる．すなわち，乳癌の悪性度と遺伝子との関係がより明瞭に示されたといえる．また，831 個

の表 4.3 では，100 個の重要な遺伝子のなかから有意度の低い解析遺伝子削減の操作で表 4.6 のように 50 個まで絞れた。なかには選択時の閾値の加減で最初の表 4.3 では漏れていた 140 番遺伝子が最初の解析遺伝子絞り込み時の 409 個から現れ，最後の 50 個では大きな有意度で残った。少し面倒な作業ではあるが，大きな有意度と有意度総合評価を持つ遺伝子群が残るこの方法により，831 個の遺伝子群から 5C 側，1C 側，合わせて 50 個の遺伝子が選択できた。

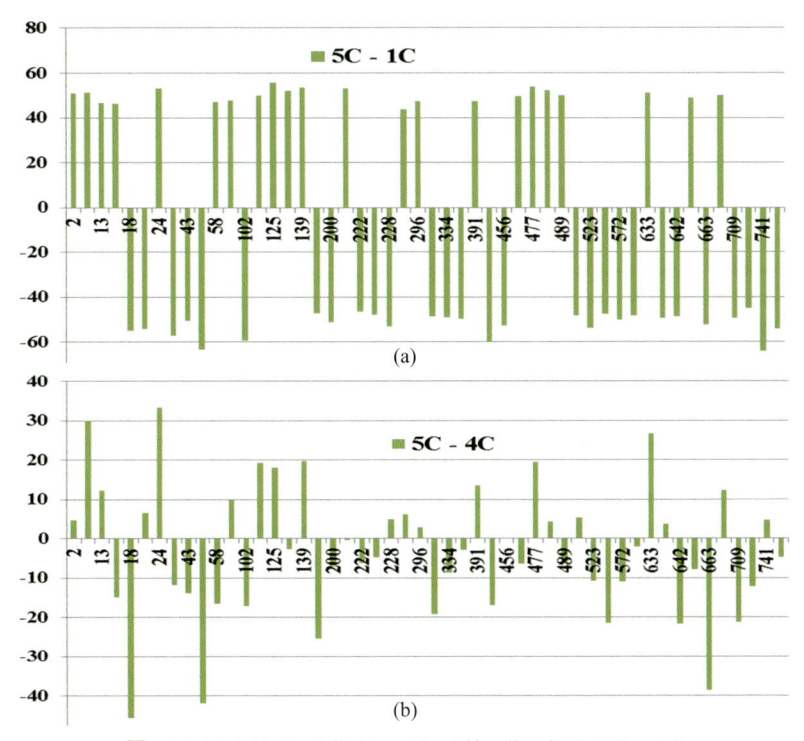

図 4.4 図 4.3(e) の 1 位 (a) 5C-1C と最下位 6 位 (b) 5C-4C の 50 個の遺伝子の強度を番号順に表示した

まとめ

第 3 章で初めてクラスタ毎に旗を立てて 1 回の学習で各群の組み合わせの有意度を求める方法を考案し解説した。しかし，ここに述べた 831 個の遺伝子

データでは，アヤメデータのような要素が4個の場合と比べて，クラスタ毎の旗は1個（1列）でよいかということに疑念を抱き，まず5列にして他の要素と比べて荷重を加えて解析した．しかし，実際に1列の従来法も試みて比較した．まず，5C 悪性度が高い乳癌側を荷重 W5 と従来法（W1）で表4.5に比較した．5C 悪性乳癌側の表4.5でほぼ98％，表には示さないが，1C 悪性度が低い乳癌側でも98％の一致度である．この結果は，従来法（W1）でも十分それなりの結果を出しているが，学習結果は W5 のほうがいくらか精度が高いので，どちらかといえば W5 のほうの結果を採用したい．

参考文献

[1] 徳高平蔵，大北正昭，大木誠，大藪又茂：一度の SOM 学習で OK，データ要素間の有意度算出法の新提案，第15回 SOM 研究会資料，福岡工業大学（FIT ホールセミナー室），3月20日，2014.
[2] H. TOKUTAKA, M. OHKITA, M. OYABU, M. SENO, M. OHKI：The new proposal of the calculation for the significance degree by once SOM learning —using iris, gene, and other data—, WSOM2014, MiWoCi proceedings, Mittweida, Germany, July 2nd–3rd, 2014.
[3] 徳高平蔵，藤村喜久郎，大北正昭：球面 SOM を用いたクラスタ分析，バイオメディカル・ファジィ・システム学会誌，Vol.8, No.1, pp.29–39, 2006.
[4] 大北正昭，徳高平蔵，藤村喜久郎，権田英功：自己組織化マップとそのツール，シュプリンガー・ジャパン（株），2008.
[5] R. Z. Liu, K. Graham, D. D. Glubrecht, R. Lai, J. R. Mackey, R. Godbout：A fatty acid-binding protein 7/RXRβ pathway enhances survival and proliferation in triple-negative breast cancer. J Pathol. 2012 Nov; 228(3): 310–21.
[6] J. Sun, Z. Nawaz, J. M. Slingerland：Long-range activation of GREB1 by estrogen receptor via three distal consensus estrogen-responsive elements in breast cancer cells. Mol Endocrinol. 2007 Nov; 21(11): 2651–62.
[7] A. D. Thakkar, H. Raj, D. Chakrabarti, Ravishankar, N. Saravanan, B. Muthuvelan, A. Balakrishnan, M. Padigaru：Identification of gene expression signature in estrogen receptor positive breast carcinoma. Biomark Cancer. 2010 Feb 11; 2: 1–15.
[8] C. Sotiriou, L. Pusztai：Gene-expression signatures in breast cancer. N Engl J Med. 2009 Feb 19; 360(8): 790–800.
[9] M. H. Lee, Y. J. Surh：eEF1A2 as a putative oncogene. Ann N Y Acad Sci. 2009 Aug; 1171: 87–93.
[10] G. Kulkarni, D. A. Turbin, A. Amiri, S. Jeganathan, M. A. Andrade-Navarro, T. D. Wu, D. G. Huntsman, J. M. Lee：Expression of protein elongation factor eEF1A2 predicts favorable outcome in breast cancer. Breast Cancer Res Treat. 2007 Mar; 102(1): 31–41.

第5章

疲労度アンケートデータでの有意度の算出

　1999年に行われた疲労の実態調査（旧厚生省研究班）によると，国民の1/3が半年以上続く慢性的な疲労を感じており，また，その多くが原因不明の疲労感を訴えている。慢性疲労症候群（chronic fatigue syndrome，以下CFS）とは，6か月にわたって続く強い疲労を主症状とし，同時に以下の症状（微熱，咽頭痛，リンパ節の腫脹，筋力低下，筋肉痛ないし不快感，頭痛，移動性関節痛，思考力低下や抑うつを伴う精神神経症状，睡眠障害など）が6か月以上にわたり持続または繰り返し生じるため，社会生活に著しく支障をきたす病気である。

　慢性疲労度症候群（CFS）とその関連要因を明らかにするために，2006年に著者の一人である中野らにより大規模なアンケート調査が行われた。全国の病院・企業の752名（男性151名，女性601名）を対象にした疲労度についてのアンケート調査であった。質問票の構成は，①プロフィール調査，②職業性ストレス簡易調査票，③CFS診断基準に関する調査とした。①プロフィール調査では，性別・年齢・婚姻・雇用形態・職種・睡眠時間・残業時間・家庭内役割・健康習慣について尋ねた。②下光・中村らが作成した職業性ストレス簡易調査票を用い，仕事のストレッサー（量的・質的労働負荷，コントロール，対人関係），精神的・身体的ストレス反応（身体的・精神的疲労感），社会的支援について調査を行った。③CFS診断基準は，厚生労働省の診断基準に基づき質問紙を作成し，症状・期間・付随症状についての調査を行った。

　ここでは，この実際のアンケート調査の結果を用いて，徳高によって提案されているSOMの有意度の算出を試みる。その結果を多変量解析の3つの手

法，重回帰分析，主成分分析，因子分析の結果と比較し，SOMの特徴を明らかにする。

SOMはそもそも，変数の類似度を基礎とする非線形的分類法であり，従来の線形代数を基礎とする多変量解析とは，やや趣が異なる。SOM法に最も近いのはクラスタ分類であろうが，これは普通，結果が平面に展開され，境界を持つ。一方SOMは球面上の展開もあり，位相的に異なる表現法を持っている。

さらに，徳高によって提案されている有意度は，分類そのものではない。各変数が，その分類のどちらにどの程度，偏っているかを示す指標である。この意味では，変数の分類は，主成分分析，因子分析の主成分の大きさ（主成分負荷量），あるいは因子の大きさ（因子負荷量）と同様な意味の量である。ここに，双方を対比して，比較を検討する意味がある。

5.1 疲労度データの有意度による解析

SOMで取り上げるクラスタは，慢性疲労度症候群（CFS）の段階で分けた。元々CFSには0から9の10段階があり，0 = 倦怠感なし，1 = 倦怠感を時々感じる，2 = 倦怠感のため時々休息が必要，3 = 月に数日仕事を休む，4 = 週に数日仕事を休む，5 = 社会生活が困難である（該当者のいない6～9は説明省略）。該当者がいたのは0，1，2，5の4段階である。使用した疲労感4クラスタの生データの一部を表5.1に示す。2群比較の組み合わせは6種類になるが，以下で述べる有意度は1-0，2-0，5-0の2群で比較した。解析は球面SOMにより行った[1]～[3]。

これまでの他の解析データに比べて分解能は悪いが，以下に述べるように意味ある結果が得られたと考える。

図5.2に，疲労度0と1間を(a)，0と2間を(b)，0と5間を(c)に示す。傾向は似ており，強度は(a)，(b)，(c)と増えていることがわかる。

第 5 章　疲労度アンケートデータでの有意度の算出　49

表 5.1　疲労感 4 クラスタの生データの一部。(a) 0C, 1C の境界，
(b) 2C, 5C（1 個）の境界。表中空欄は欠損データ

(a)	疲労_0	疲労_1	疲労_2	疲労_5	疲労感	クレアチニン	OH-Dg濃度	性別	年齢	婚姻状況	家族同居
0C_25	1	0	0	0	0	0.44249	0.37648	0	0.732	0.66667	0
0C_60	1	0	0	0	0	0.18958	0.28953	1	0.805	0.66667	0
0C_176	1	0	0	0	0	0.08031	0.19318	1	0.927	0.66667	0
0C_10	1	0	0	0	0	0.18326	0.35524	1	0.756	0.66667	1
0C_7	1	0	0	0	0	0.28889	0.67737	1	0.317	0.66667	0
1C_398	0	1	0	0	1	0.20774	0.01186		0.341	0.66667	
1C_165	0	1	0	0	1	0.53572	0.05583	1	0.707	0.66667	0
1C_383	0	1	0	0	1	0.10665	0.01038	1	0.585	1	0
1C_401	0	1	0	0	1	0.02919		1	0.073	0.66667	0

(b)	疲労_0	疲労_1	疲労_2	疲労_5	疲労感	クレアチニン	OH-Dg濃度	性別	年齢	婚姻状況	家族同居
2C_149	0	0	1	0	1	0.15793	0.08844	1	0.488	0.66667	0
2C_167	0	0	1	0	1	0.53084	0.31522	1	0.341	0.66667	0
2C_416	0	0	1	0	1	0.02738	0.05237	1	0.317	0.33333	0
2C_402	0	0	1	0	1	0.62484	0.40514	1	0.244	0.33333	0
2C_4	0	0	1	0	1	0.00908	0.0583	1	0.488	0.33333	1
2C_148	0	0	1	0	1	0.29663	0.2663	1	0.268	0.33333	1
2C_18	0	0	1	0	1	0.19523	0.20306	1	0.39	0.33333	1
2C_20	0	0	1	0	1	0.12356	0.19862	1	0.049	0.33333	0
2C_15	0	0	1	0	1	0.08418	0.25593	1	0.366	0.33333	1
5C_426	0	0	0	1	1	0.15679	0.10474	1	0.415	0	0

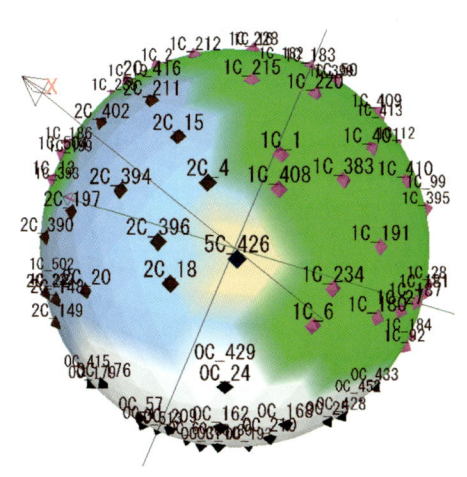

図 5.1　表 5.1 のデータ構成での学習結果。0C, 1C, 2C, 5C の境界（色表示）。ただ 1 つの 5C_426 は中央に見える

50

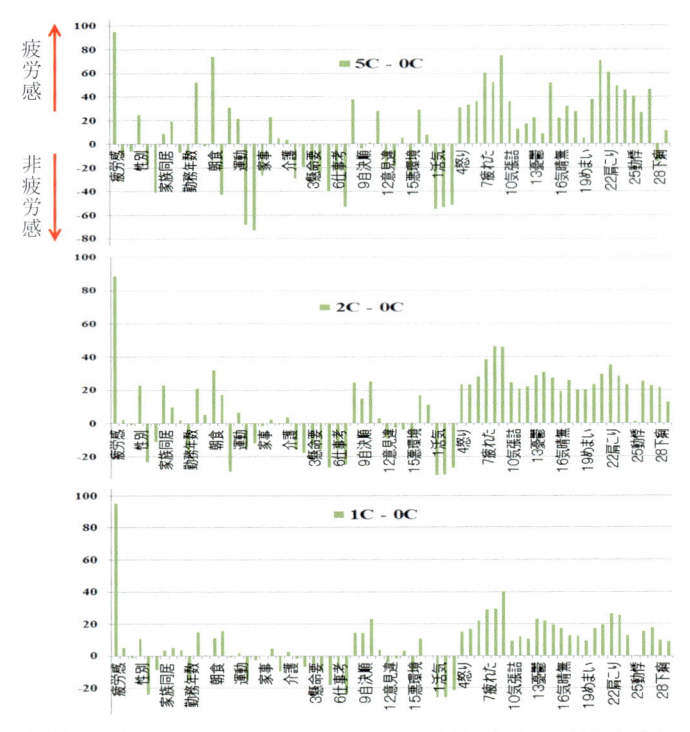

図 5.2　表 1C–0C, 2C–0C, 5C–0C 間の 68 要素の有意度の結果を示す

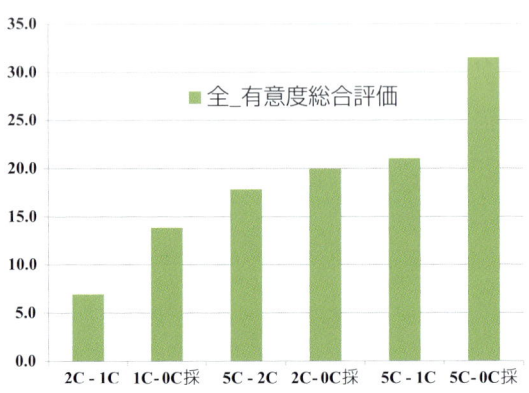

図 5.3　式 (5.1) による全組み合わせの有意度総合評価。図中，採は 3 個の 0C と他との組み合わせ

ここで，有意度総合評価法を導入する。有意度の各要素，ここでは 68 項目の絶対値を取り，加算後，要素の数 68 で割り平均した。次式による有意度総合評価を行った，4 群，6 組での結果を図 5.3 に示す。図 5.3 により図 5.2 の定性的な変化が定量的に評価できた。

$$\text{有意度総合評価} = \frac{\sum \text{abs}\,|\,\text{有意度（各要素）}\,|}{\text{要素の数}} \tag{5.1}$$

5.2 SOM 法と多変量解析の比較

SOM 法と多変量解析[4]の 3 つの方法（重回帰分析，主成分分析，因子分析）とを比較する。まずは，多変量解析で一般的に使われる重回帰分析との比較を行う。

表 5.2 に SOM 法の解析結果を示す。60 要素あるが解析結果を降順に並べ，+ 側の上位 15 個と負側の 15 個をそれぞれ示す。一方，SOM 法と比較するために，重回帰分析による解析結果を表 5.3 に示す。

ここで，表中の標準偏回帰係数の意味は，絶対値の大きな順に，重要な順であり，+ で出たら疲労感に相関があり，負に出たら元気（疲労感なし）側に相関がある。この見方は SOM 法と同じである。P 値（両側）は 0.05 より小さいときに，その変数が意味のある変数と考えられる。P 値で昇順に並べると，意味が強く，確定している順になる。それは，ほぼ標準偏回帰係数の絶対値の大きい順になる。VIF は変数の独立性（従属性）の度合いを示すもので，1 に近いと独立で，大きいほど他の変数に従属していることを示す。1 より大きくなるほど，独立性が失われていくという意味がある。さて，重回帰分析の結果をSOM 法と比較してみると，SOM 法での解析結果と符号が合っている項目（黄色）と，符号が合っていない項目（白色）がある。ここで，16 気晴無，25 動悸は「4 = ほとんどいつもあった」のときに疲労感が大きくなるはずなので，むしろ + の相関関係であるべきだと考える。実際に単相関係数を計算すると，それぞれ 0.226 と 0.173 であり，正である。正であれば SOM 法での解析結果と符号が合っている。13 不合部は表 5.2 の SOM の結果では下順位，つまり疲労感に大きく無意となっている。これも，単相関係数を計算すると −0.106 であ

表 5.2 疲労感の解析結果。黄色は数字が大きい値

(a) 上位 15 個：疲労感に有意

	1C - 0C		2C - 0C		5C - 0C
疲労感	95.2	疲労感	88.8	疲労感	95.5
9 だるい	40.1	8 へとへと	46.2	9 だるい	74.9
8 へとへと	29.4	9 だるい	45.9	朝食	74.3
7 疲れた	29.0	7 疲れた	38.6	21 頭痛	71.1
22 肩こり	26.4	22 肩こり	35.5	22 肩こり	61.0
23 腰痛	25.4	朝食	32.2	7 疲れた	60.3
10 自意見	23.2	14 面倒	30.9	8 へとへと	52.5
13 憂鬱	23.0	21 頭痛	29.8	職種	52.5
14 面倒	22.1	13 憂鬱	29.0	15 集中無	52.0
6 イライラ	21.9	23 腰痛	28.4	23 腰痛	49.9
15 集中無	19.6	6 イライラ	28.2	27 食欲無	46.3
21 頭痛	19.4	15 集中無	27.4	24 目疲	45.9
27 食欲無	17.8	17 仕事不	25.8	25 動悸	41.0
16 気晴無	17.4	26 胃腸悪	25.3	20 体痛む	37.9
20 体痛む	17.2	10 自意見	25.0	5 自ペース	37.9

(b) 下位 15 個：疲労感に無意

	1C - 0C		2C - 0C		5C - 0C
3 懸命要	-5.7	タバコ	-12.1	3 懸命要	-22.6
2 処理不可	-6.9	3 懸命要	-12.9	6 仕事考	-23.3
6 仕事考	-7.2	酒	-15.0	4 集中注	-25.1
婚姻状況	-8.6	4 集中注	-15.6	家事	-27.0
4 集中注	-9.4	6 仕事考	-15.6	15 悪環境	-27.1
育児	-9.7	1 仕事多	-16.0	1 仕事多	-29.1
15 悪環境	-10.4	2 処理不可	-17.8	5 難技術	-40.1
酒	-14.8	勤務年数	-18.6	婚姻状況	-41.0
勤務年数	-15.2	年齢	-23.3	間食	-42.7
5 難技術	-18.4	7 体使う	-24.9	3 生き生き	-51.6
3 生き生き	-21.5	5 難技術	-26.6	7 体使う	-53.1
7 体使う	-23.4	3 生き生き	-26.6	2 元気	-53.6
年齢	-24.0	体重	-28.9	1 活気	-55.0
2 元気	-25.8	2 元気	-31.1	酒	-68.2
1 活気	-25.9	1 活気	-31.2	タバコ	-73.1

り，負となり，SOM 法の結果と一致する。こうした考察に基づくと SOM 法による有意度と重回帰分析による有意度解析は，大きく見ればほぼ合っていると言えるが，細かい点では相違点もある。

　この例のような多くのアンケート項目を持つ質問は，お互いに似通った項目を持ち，項目間の独立性が低くなる傾向がある。そのため，重回帰分析では多重共線性が起こり，反対の符号の結果が得られることがある。また，慢性疲労症候群（CFS）については，4 つの段階を取ったが，実際には 2 と 5 段階は 2 人ずつで，ほとんどの人は 0 か 1 段階であった。つまり，目的とされる変数が

表5.3　重回帰分析の結果。黄色は符号がSOM法での解析結果と合う項目

	A	B	C	D
1	変数名	標準偏回帰	P値(両側)	VIF
2	クレアチニン濃度	0.145	0.021	1.06
3	雇用形態	0.154	0.021	1.19
4	5難技術	-0.245	0	1.24
5	10自意見	0.226	0.001	1.2
6	12意見違	-0.112	0.094	1.22
7	13不合部	0.151	0.035	1.39
8	1活気	-0.212	0.007	1.65
9	4怒り	0.177	0.02	1.55
10	8へとへと	0.276	0	1.47
11	16気晴無	-0.203	0.015	1.88
12	17仕事不	0.147	0.041	1.39
13	22肩こり	0.186	0.012	1.47
14	25動悸	-0.162	0.017	1.22
15	26胃腸悪	0.198	0.006	1.39

所属部署での疎外感

　ほぼ2段階しかなく，連続変数とはみなせない，また分析の必要条件である正規分布もしていないデータであり，重回帰分析に適さないデータである。このために，一部，見かけ上，食い違う結果を出したと思われる。
　多重共線性の多いアンケート項目に対して重回帰分析を行うことは適当ではない。そこで，他の方法，主成分分析と因子分析を行って比較する。分析のデータにしたのはCFS段階の0と1の人たちである。2と4の段階の人は2人ずつと少ないから除外した。したがって，比較は表5.2の1C-0Cで行う。両分析は，変数の数60，サンプル数136で行った。因子分析はいろいろな方法があるが，もし主因子法で回転なしを行うと，主成分分析とまったく同じ結果が得られる。そこで，結果をできるだけ変えるために，最尤法で因子を抽出し，回転を直行回転のVarimaxで行った。表5.4には，表5.2と対応させるために，上位15位と下位15位を主成分分析と因子分析の両結果について示した。
　両分析で，主成分分析は第1主成分（寄与率17％）で，因子分析では第1因子（寄与率16％）で並べなおしている。表の値の大きさは，主成分分析では，主成分を2乗した和が1に規格化されている。一方，因子分析では，因子負荷量の2乗和は第1固有値の10.3になるように規格化されるので，約3倍ほど大きな値となっている。両分析の結果を比較すると，大きさは違うものの，符

表 5.4 　主成分分析と因子分析の結果：上位 15 位（左）と下位 15 位（右）。
　　　　黄色は符号が SOM 法での解析結果と合う項目

変数名	主成分1	変数名	因子1	変数名	主成分1	変数名	因子1
13憂鬱	0.207	13憂鬱	0.630	雇用形態	−0.063	残業	−0.046
7疲れた	0.201	16気晴無	0.601	年齢	−0.071	1仕事多	−0.092
9だるい	0.199	14面倒	0.567	12意見違	−0.075	7体使う	−0.094
6イライラ	0.197	15集中無	0.565	13不合部	−0.083	8OH-Dg濃度	−0.107
15集中無	0.195	9だるい	0.537	15悪環境	−0.099	クレアチニン濃	−0.114
8へとへと	0.192	16適仕事	0.521	4集中注	−0.113	婚姻状況	−0.149
16気晴無	0.191	6イライラ	0.499	3懸命要	−0.119	11不使技能	−0.156
14面倒	0.189	5腹立	0.490	5難技術	−0.122	年齢	−0.197
5腹立	0.188	疲労感	0.486	6仕事考	−0.126	2処理不可	−0.203
4怒り	0.174	7疲れた	0.478	1仕事多	−0.136	13不合部	−0.277
12落着無	0.173	8へとへと	0.428	7体使う	−0.144	12意見違	−0.286
21頭痛	0.173	4怒り	0.408	2元気	−0.155	15悪環境	−0.352
疲労感	0.162	17働甲斐	0.400	2処理不可	−0.158	2元気	−0.722
26胃腸悪	0.159	10自意見	0.379	3生き生き	−0.158	1活気	−0.765
11不安	0.158	12落着無	0.358	1活気	−0.167	3生き生き	−0.765

号は一致している。つまり，主成分分析と因子分析（Varimax）の結果はよく似ていることがわかる。因子分析には回転が入っているので，結果が違って見えることがあるが，絶対値の大きな成分については同様な値が得られる。因子分析でのこれらの変数についての成分プロットを図 5.4 に示した。図 5.4 では，第 1 主成分（x 軸）の右側ほど疲労度が大きい。左側は疲労度が負で，むしろ元気が良いことを意味する。絶対値が大きな成分の変数は，x 軸の右側か左側に偏っていることがわかる。

　ここで，両分析の結果を SOM 法と比較してみる。ここでは第 1 主成分のみを比較しているので，問題は 1 次元化されている。したがって，その軸の上で変数がどれくらいの重要性を持つのかを評価できる。SOM 法の有意度は第 1 主成分の値に対応するので，それを比較した。

　表 5.4 と表 5.2 の比較からわかるように，上位 15 項目，下位 15 項目中，8 項目以上が符号まで含めて一致している。上下 15 位以内に入るかどうかは，方法によって成分の値の計算方法が異なるので，厳密な一致は重要ではない。とくに因子分析は回転が入り，結果が異なって見えるので，大方の傾向がよく似ていることが重要である。この観点に立てば，SOM 法は，重回帰分析よりも，主成分分析や因子分析に近い結果を与えることが理解される。さらに言えば，どちらかというと SOM 法は主成分分析に近い。

表 5.5 クレアチニン濃度，8OH-Dg 濃度の相関係数

	クレアチニン濃度	8OH-Dg 濃度
クレアチニン濃度	1.000	0.398
8OH-Dg 濃度	0.398	1.000
性別(男1女2)	−0.169	−0.113
年齢	−0.237	−0.093
疲労感	0.120	−0.034
1 活気	0.084	0.077
2 元気	0.011	0.010
3 生き生き	0.100	0.061
4 怒り	−0.078	−0.062
5 腹立	−0.155	−0.112
6 イライラ	−0.074	−0.009
7 疲れた	−0.034	0.010
8 へとへと	−0.072	−0.136

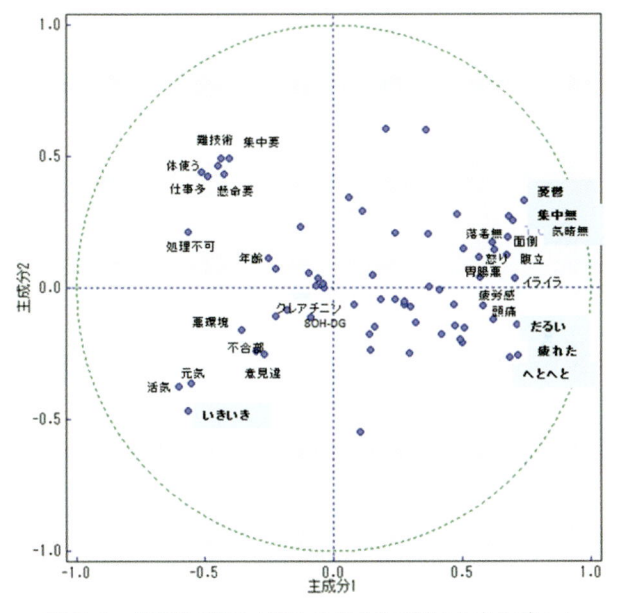

図 5.4　各変数の第1と第2の主成分で描いた成分プロット

　一方，小さな点をみると違いもある．因子分析ではクレアチニン濃度が小さな負の成分として入っているが，主成分分析ではそれは小さな負であるが入っていない．クレアチニン濃度は筋肉量に比例して排出されるといわれている生体特性量で，とくに疲労の大きさを示すわけではないので，疲労と同じ符号

である必要はない．しかも，クレアチニン濃度は年齢と最も大きな負の相関（$r = -0.237$）があり，年齢が上がるとクレアチニン濃度は下がる．一方，疲労感は年齢が上がると下がる（$r = -0.391$）ことから，クレアチニン濃度と疲労感の正の相関（$r = 0.120$）は年齢を媒介とした疑似相関の可能性がある．他の変数との相関を見ると，活気や元気とは正の相関，疲れたやイライラとは負の相関があるので，第1因子（総合疲労度）では負となる．このように，疑似相関がある場合は，個々の単相関を重要視することは正しくなく，全体の変数との関連を総合してみるべきである．SOM法ではクレアチニン濃度は小さい値であるが，疲労度0と1のデータでは正になる．このように結果が違うのは軸の決め方の違いで，主成分分析では主軸は互いに直交し，しかも分散を最大にするように取られるが，SOM法では非直交な軸の設定が相関係数の大きさに従って取られるためである．多くのアンケート調査項目では疑似相関が含まれることがあるので，非直交な軸の設定の場合，疑似相関が排除されないまま結果にあらわれることがある．それらの悪い影響を排除する工夫が必要である．

　主成分分析や因子分析は，アンケートデータの中に隠れている大きな意味を持つ主成分や因子を発見し，その軸の上で各変数が持つ重要度を成分の大きさで示す多変量解析の重要な方法である．SOM法でも多変量解析と同様なことが非直交な軸の上で可能であることが示された．したがって，SOM法は多くの変数を持つ膨大なデータの類似性を分類できる方法として，とくに有意度は変数の解釈に大きな威力を発揮する方法として，実際のアンケートデータの2群鑑別や分類にも応用されることが期待される．

参考文献

[1] 徳高平蔵, 藤村喜久郎, 大北正昭：球面SOMを用いたクラスタ分析, バイオメディカル・ファジィ・システム学会誌, Vol.8, No.1, pp.29–39, 2006.
[2] 大北正昭, 徳高平蔵, 藤村喜久郎, 権田英功：自己組織化マップとそのツール, シュプリンガー・ジャパン（株）, 2008.
[3] http://www.somj.com
[4] 中野正博：看護・保健・医療のための楽しい多変量分析, ヘリシティ出版, 神戸, pp.1–212, 2009.

付表

ここで表 5.2 から表 5.5，図 5.4 に出現する省略用語とその詳細，およびアンケート回答の程度を詳述する。どちらも SOM 解析の結果で色付け，分類している。(a) で茶色，(b) で白色は，主成分分析，因子分析の結果と合わない項目である。

(a) 疲労感に有意な項目

省略形	詳細記述	程度 1	2	3	4
職種		1.事務職	2.研究・開発・技術職	3.生産技能職	4.営業・販売・サービス職
朝食	朝食はほぼ毎日食べる	1.はい	2.いいえ		
8自ペース	自分のペースで仕事ができる	1.そうだ	2.まあそうだ	3.ややちがう	4.ちがう
10自意見	職場の仕事の方針に自分の意見を反映できる	1.そうだ	2.まあそうだ	3.ややちがう	4.ちがう
11不使技能	自分の技能や知識を仕事で使うことが少ない	1.そうだ	2.まあそうだ	3.ややちがう	4.ちがう
4怒り	怒りを感じる	1.ほとんどなかった	2.ときどきあった	3.しばしばあった	4.いつもあった．ほとんど
5腹立	内心腹立たしい	1.ほとんどなかった	2.ときどきあった	3.しばしばあった	4.いつもあった．ほとんど
11不安	不安だ	1.ほとんどなかった	2.ときどきあった	3.しばしばあった	4.いつもあった．ほとんど
12落着無	落ち着かない	1.ほとんどなかった	2.ときどきあった	3.しばしばあった	4.いつもあった．ほとんど
14面倒	何をするのも面倒だ	1.ほとんどなかった	2.ときどきあった	3.しばしばあった	4.いつもあった．ほとんど
15集中無	物事に集中できない	1.ほとんどなかった	2.ときどきあった	3.しばしばあった	4.いつもあった．ほとんど
16気晴無	気分が晴れない	1.ほとんどなかった	2.ときどきあった	3.しばしばあった	4.いつもあった．ほとんど
17仕事不	仕事が手につかない	1.ほとんどなかった	2.ときどきあった	3.しばしばあった	4.いつもあった．ほとんど
25動悸	動悸や息切れがする	1.ほとんどなかった	2.ときどきあった	3.しばしばあった	4.いつもあった．ほとんど
26胃腸悪	胃腸の具合が悪い	1.ほとんどなかった	2.ときどきあった	3.しばしばあった	4.いつもあった．ほとんど

(b) 疲労感に無意な項目

省略形	詳細記述	程度 1	2	3	4
年齢	年齢	実年齢			
婚姻状況	婚姻の状況	1.既婚	2.未婚	3.その他	
勤務年数	勤続年数について	1.3年未満，	2.3年以上10年未満，	3.10年以上20年未満，	4.20年以上
間食	間食はあまり取らない	1.はい，	2.いいえ		
体重	体重は標準である	1.はい，	2.いいえ		
酒	酒を飲む	1.はい，	2.いいえ		
タバコ	タバコを吸う	1.はい，	2.いいえ		
家事	炊事、洗濯、掃除など	1.はい，	2.いいえ		
育児	6歳未満の子供の育児	1.あり	2.なし		
1仕事多	非常にたくさんの仕事をしなければならない	1.そうだ	2.まあそうだ	3.ややちがう	4.ちがう
2処理不可	時間内に仕事が処理しきれない	1.そうだ	2.まあそうだ	3.ややちがう	4.ちがう
3懸命要	一生懸命働かなければならない	1.そうだ	2.まあそうだ	3.ややちがう	4.ちがう
4集中注	かなりの注意を集中する必要がある	1.そうだ	2.まあそうだ	3.ややちがう	4.ちがう
5難技術	高度の知識や技術が必要な難しい仕事だ	3.ややちがう	4.ちがう	3.ややちがう	4.ちがう
6仕事考	勤務時間中はいつも仕事のことを考えていなければならない	1.そうだ	2.まあそうだ	3.ややちがう	4.ちがう
7体使う	体を大変良く使う仕事だ	3.ややちがう	4.ちがう	3.ややちがう	4.ちがう
12意見違	私の部署内で意見の食い違いがある	1.そうだ	2.まあそうだ	3.ややちがう	4.ちがう
13不合部	私の部署と他の部署とはうまが合わない	1.そうだ	2.まあそうだ	3.ややちがう	4.ちがう
15悪環境	私の職場の作業環境(騒音，照明，温度，換気，等)は良くない	1.そうだ	2.まあそうだ	3.ややちがう	4.ちがう
1活気	活気が湧いてくる	1.ほとんどなかった	2.ときどきあった	3.しばしばあった	4.いつもあった．ほとんど
2元気	元気がいっぱいだ	1.ほとんどなかった	2.ときどきあった	3.しばしばあった	4.いつもあった．ほとんど
3生き生き	生き生きする	1.ほとんどなかった	2.ときどきあった	3.しばしばあった	4.いつもあった．ほとんど

第6章

SOM 有意度法による全国の健康度についての解析

　統計的な有意度解析では，たとえば正規分布や他のデータ分布を仮定して，1回の調査から統計量を計算し，ある水準以上の統計量が得られる確率（P値）を求め，その統計量が有意かどうかを判別する手法がある[1]。しかし，元々有意度は2データクラスタ要素間の大小関係である。

　我々は，SOM法の新しい応用の1つとして，SOMによる有意度算出法を考案・提案した。提案法では，学習により平均するノード数を増やし，各要素のデータ内平均の精度を増やすのが真髄である。このように目的は同じだが方法は異なっている。

　この章では，提案法の有効性を確認するため，厚労省や総務省などの国民生活と健康に関する全国統計調査年報の都道府県別データ[2]を材料とし，いままでに取り上げたSOM法での有意度解析を実施して地域別の特徴を調べた。著者らの地域別健康度のSOMでの解析結果は既報[3][4]であるが，ここでは有意度解析法をさらに進めた手法で検討を行った。

6.1　地域別統計データの構成

　地域別統計データの構成および解析要素を表6.1，表6.2に示す。2010年度の資料である[2]。

第6章　SOM 有意度法による全国の健康度についての解析

表 6.1 厚労省などの国民調査報告に記載された全国県別の正規化データ。元データは15項目について件数で集計されている。本法では最大，最小値で正規化した。縦は47都道府県，横は15項目。黄色の5〜13で7項目は隠されている

	A	B	C	D	E	F	N	O	P	Q
1		1	2	3	4	5	13	14	15	
2		ドック生活習慣	メタボ医療	運動習慣	多量飲酒	喫煙習慣	労働力人口	食事時間	受診・療養時間	
3	北海道	0.6816	0.2334	0.4535	0.4444	0	0.1905	0.0769	0.6667	
4	石川県	0.486	0.3172	0.5676	0.5152	0.3357	0.5714	0.2308	0.1667	
5	岐阜県	0.8156	0.0201	0.5616	0.5758	0.655	0.8214	0.3077	0.3333	
6	三重県	0.5531	0.1302	0.6877	0.6566	0.5163	0.6071	0.1538	0.6667	
7	滋賀県	0.7933	0.3656	0.6336	0.6364	0.524	0.7262	0.3846	0.6667	
8	岡山県	0.8268	0.329	0.7417	0.6465	0.5747	0.381	0.3846	0.5	
9	香川県	0.4302	0.2709	0.6006	0.6465	0.6401	0.5	0.3077	0.3333	
10	埼玉県	0.648	0.6649	0.7988	0.4545	0.2482	0.7738	0.8462	0.3333	
11	千葉県	0.4525	0.6595	0.3123	0.6667	0.2607	0.5595	0.6923	0.3333	
12	東京都	0.6257	0.5647	0.5946	0.2626	0.4262	1	1	0.3333	
13	神奈川県	0.7654	0.4146	0.8048	0.3939	0.3056	0.6667	0.3846	0.3333	
14	愛知県	0.6536	0.2975	0.7027	0.5152	0.1894	0.8929	0.3077	0.3333	
15	京都府	0.5698	0.6172	0.4895	0.697	0.6158	0.2976	0.6923	0.3333	
16	大阪府	0.5363	0.3862	0.1832	0.7273	0.3563	0.3214	0.7692	0.5	
17	兵庫県	0.5698	0.4016	0.6727	0.4646	0.7055	0.369	0.6154	0.5	
18	福岡県	0.4134	0.48	0.7988	0.4747	0.4442	0.1786	0.3846	0.6667	
19	沖縄県	0.3296	0.8299	0.3724	0.1717	0.7079	0.1071	0.2308	0.6667	
20	奈良県	0.2514	0.2528	0.3574	0.7374	0.8749	0.3452	0.7692	0.6667	

表 6.2 解析要素。下記の15項目よりなる

1	ドック生活習慣項目の異常が少ない
2	メタボ医療費が低い
3	運動習慣比率が高い
4	多量飲酒比率が低い
5	喫煙習慣が低い
6	肉/魚の比率が低い（肉類を食べ過ぎない）
7	生活習慣死亡率が低い
8	がん死亡率が低い
9	保健師数多い（保健活動の充足）
10	65歳平均余命が高い
11	老人医療費が低い
12	県民所得が高い
13	労働人口比が高い
14	食事・休憩時間が長い（充足）
15	健診等健康増進にかける時間の比率が高い

6.2　SOM でのクラスタ解析

　表 6.1 のデータを使った SOM 学習の結果を図 6.1 に示す．まず，ラベル間のUマトリクスの距離で球面をグリフ値の最大1で歪ませる．これを図 6.1(b) に示す．このラベル間の距離を用いて，距離の 1 乗で評価する群平均法を用いて図 6.2 の樹状図を作成した．ここでは，この樹状図に基づき A～H 群に分けられる．この A～H 群をラベルに貼り付けて各群を色付けした．色付け結果を図 6.1(a) に示す．

　図 6.2 の樹状図により，全国の県は 2 群，4 群，8 群，… と分けていくことができる．図 6.1 の SOM の結果では，A～H までの 8 群にラベルを付けた．8 群では 28 組，最後に取り上げた 47 都道府県では 1081 通りの組み合わせがある．そこで，最初の 4 群 6 組で傾向を調べ，8 群 28 組，47 都道府県 1081 組へと解析を進めた．

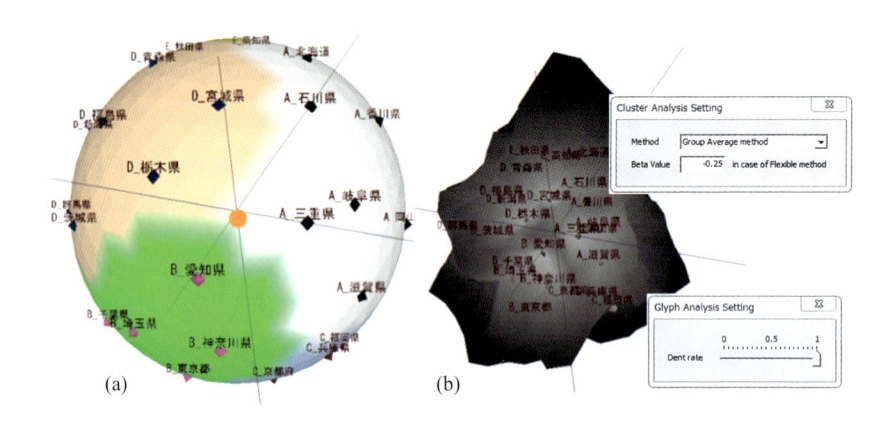

図 6.1　SOM 学習の結果．(a) 図 6.2 の樹状図を用いて A ～ H 群で色付け．(b) U マトリクス（ラベル間の距離を白黒の濃淡で表す．白色は距離が短い．黒色は距離が長い）ではラベル間の距離で球面を歪ませ，白色を最大 0 に絞り，黒色は最大 1 にする

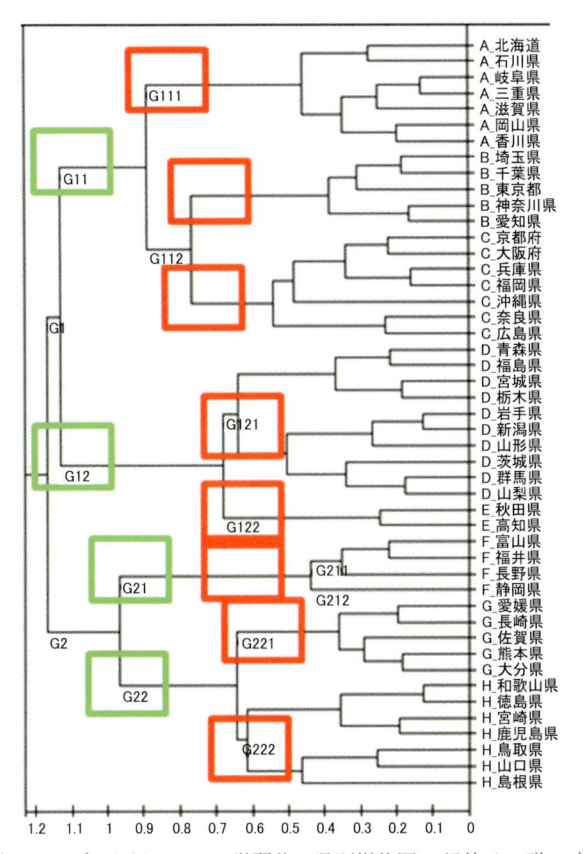

図 6.2 表 6.1 のデータより SOM で学習後の県別樹状図。緑枠は 4 群。赤枠は 8 群

6.3 SOM 法での有意度解析

ここで，有意度総合評価法を導入した。つまり，有意度の各要素，ここでは 15 項目の絶対値を取り，加算後，要素の数 15 で割って平均した。これは式 (6.1) で表される。この式による有意度総合評価を行った。

$$有意度総合評価 = \frac{\sum \mathrm{abs}|\,有意度（各要素）\,|}{要素の数} \tag{6.1}$$

6.3.1　8群での解析

図 6.2 の樹状図の 8 群の場合で有意度算出を試みた．8 群での組み合わせ総数は 28 組になる．数がたいへん多いので，有意度に大きな差が出ている場合と，差が小さく出ている場合の両者を例に選んだ．

ここで，式 (6.1) を使い，有意度の総合比較を行った．有意度総合評価の値は，群間の違いの度合いを表す指標となる．表 6.4 では，全データの有意度を使ってより定量的に有意度評価を行った．つまり，8 群では 28 通りの組み合わせができる．この全順位を降順に表し，検討した．

表 6.3　A～H の 8 群のクラスタ列（黄色）挿入の有意度．
ただし，表は縦が 47 都道府県，横 15 項目の一部

	A	B	C	D	E	F	G	H	I	J	K	L	M	N
										1	2	3	4	5
	A	B	C	D	E	F	G	H		ドック生活	メタボ医療	運動習慣	多量飲酒	喫煙習慣
15 C_京都府	0	0	1	0	0	0	0	0		0.5698	0.6172	0.4895	0.697	0.6158
16 C_大阪府	0	0	1	0	0	0	0	0		0.5363	0.3862	0.1832	0.7273	0.3563
17 C_兵庫県	0	0	1	0	0	0	0	0		0.5698	0.4016	0.6727	0.4646	0.7055
18 C_福岡県	0	0	1	0	0	0	0	0		0.4134	0.48	0.7988	0.4747	0.4442
19 C_沖縄県	0	0	1	0	0	0	0	0		0.3296	0.8299	0.3724	0.1717	0.7079
20 C_奈良県	0	0	1	0	0	0	0	0		0.2514	0.2528	0.3574	0.7374	0.8749
21 C_広島県	0	0	1	0	0	0	0	0		0.5531	0.3005	0.1291	0.798	0.4904
22 C_青森県	0	0	0	1	0	0	0	0		0.4358	0.3794	0.4234	0	0
23 D_福島県	0	0	0	1	0	0	0	0		0.5698	0.3539	0.5195	0.3939	0.2525
24 D_宮城県	0	0	0	1	0	0	0	0		0.5866	0.2458	0.6667	0.3434	0.1582
25 D_栃木県	0	0	0	1	0	0	0	0		0.486	0.1107	0.7387	0.1818	0.2249
26 D_岩手県	0	0	0	1	0	0	0	0		0.4358	0.5356	0.4264	0.4242	0.4009
27 D_新潟県	0	0	0	1	0	0	0	0		0.3464	0.446	0.5075	0.3333	0.3571
28 D_山形県	0	0	0	1	0	0	0	0		0.4916	0.2014	0.3994	0.2727	0.5581
29 D_茨城県	0	0	0	1	0	0	0	0		0.3464	0.718	0	0.3939	0.3612
30 D_群馬県	0	0	0	1	0	0	0	0		0.486	0.8778	0.7057	0.2626	0.2449
31 D_山梨県	0	0	0	1	0	0	0	0		0.5196	1	0.5045	0.3535	0.288
32 E_秋田県	0	0	0	0	1	0	0	0		0.4916	0.4544	0.5405	0.0808	0.4736
33 E_高知県	0	0	0	0	1	0	0	0		0.1006	0.6308	0.7447	0	0.5903
34 F_富山県	0	0	0	0	0	1	0	0		0.2402	0.7941	0	0.9596	0.6212

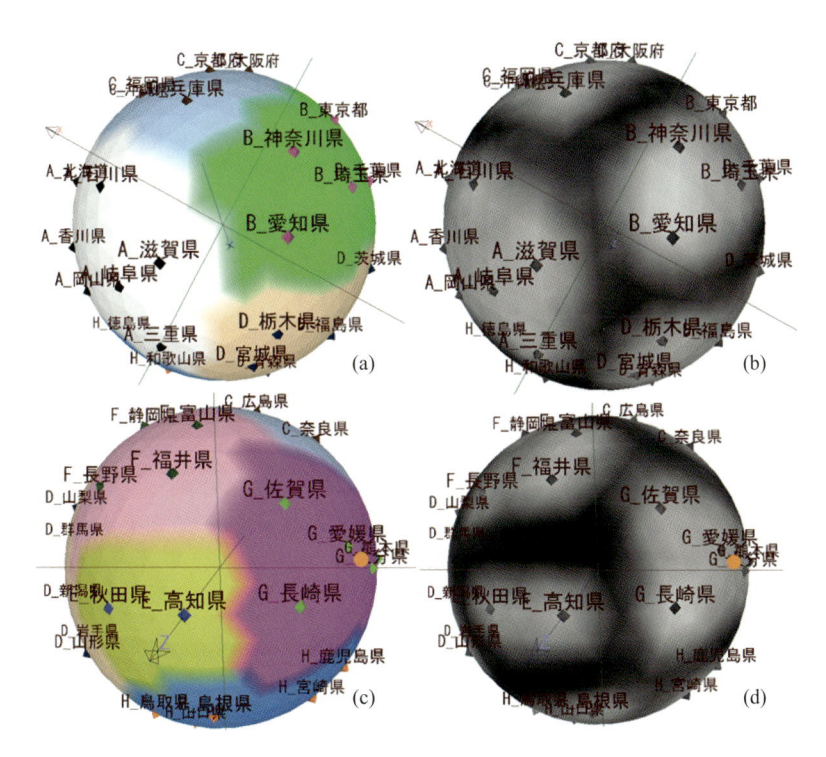

第 6 章　SOM 有意度法による全国の健康度についての解析　63

図 6.3　表 6.3 のデータでの SOM 結果。(a) A〜D が正面。(b) その U マトリクス。
(c) E〜H が正面。(d) その U マトリクス

表 6.4　有意度総合評価の全 1〜28 位の組み合わせ降順。
各群の略字は表 6.5 に記す。黄色の詳細は表 6.6 に示す

組合わせ 1位-10位	有意度 総合評価	組合わせ 11位-20位	有意度 総合評価	組合わせ 21位-28位	有意度 総合評価
B - E	34.0	H - E	22.6	G - A	18.6
B - G	32.7	D - C	22.2	F - D	18.6
F - E	31.0	E - D	22.2	G - F	18.4
B - H	30.7	F - H	21.8	D - A	17.7
E - C	29.8	F - A	21.8	H - A	17.5
E - A	28.9	B - C	21.2	G - C	16.4
B - F	28.8	H - D	20.7	C - A	16.3
G - E	23.7	B - D	20.6	G - H	12.0
F - C	23.6	H - C	19.2		
G - D	22.9	B - A	19.0		

表 6.6 に示すように，有意度総合評価の高い (a), (b) は，それぞれ B の大都市圏と E 秋田・高知，G 北九州圏の組み合わせである。(c) と (d) は，それぞれ F 北陸・中部地方と E 間，G 北九州圏と H 中国・四国・南九州地方同士である。(a) と (b) はよく似た傾向を示すが，この E と G の両者の大きな違いは，多量飲酒者比率と肉/魚摂取比率および健康増進にかける時間比率である。(d) は有意度総合評価が低いが，どちらも地方県の組み合わせで，表 6.6 に示されるように有意度差が大きい黄色の項目も非常に少ない。つまりドック異常項目数を除いて類似性がかなりあると考えられる。また，図 6.2 の樹状図でも，G221 と G222 と隣同士でよく似ている。しかし (c) の F-E は 3 位と有意度総合評価が高い。どちらも地方圏に属するが，運動習慣や食事・休憩時間，飲酒習慣，労働人口，県民所得などの健康指標において違いが見られる。同様に，図 6.2 では G122 の E 群と G211 の F 群間に距離がある。また表 6.6(c) において，同じ地方県同士でも大きな有意度の特徴に差があることがわかる。

大都市東京と各地方県の組み合わせは次項で行う。

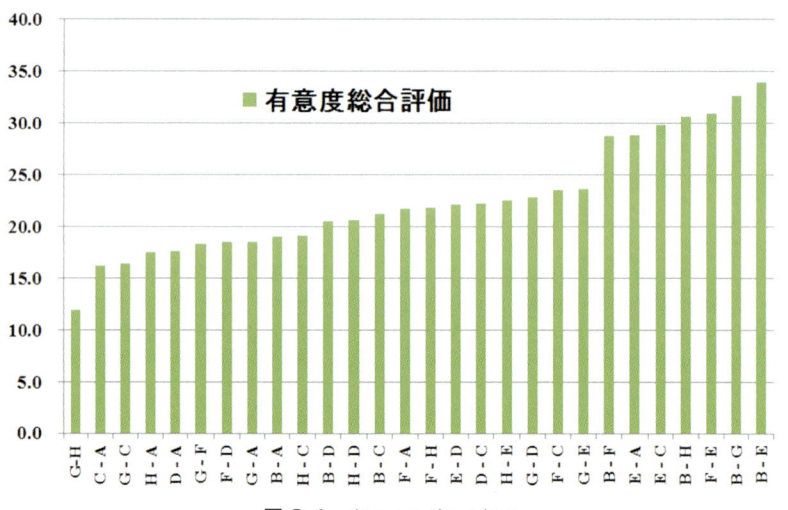

図6.4　表 6.4 のグラフ表示

表6.5 表6.4の有意度総合評価の組み合わせ県群

A_北海道	B_埼玉県	C_京都府	D_青森	E_秋田県	G_愛媛県	H_和歌山県
A_石川	B_千葉県	C_大阪府	D_福島	E_高知県	G_長崎県	H_徳島県
A_岐阜	B_東京都	C_兵庫県	D_宮城		G_佐賀県	H_宮崎県
A_三重	B_神奈川県	C_福岡県	D_栃木		G_熊本県	H_鹿児島県
A_滋賀	B_愛知県	C_沖縄県	D_岩手	F_富山	G_大分県	H_鳥取県
A_岡山		C_奈良県	D_新潟	F_福井		H_山口県
A_香川		C_広島県	D_山形	F_長野		H_島根県
			D_茨城	F_静岡		
			D_群馬			
			D_山梨			

表6.6 8群28組のうち，表6.4での1位(a) B-E，2位(b) B-G，3位(c) F-Eの組み合わせと，最も有意度総合評価値の低い28位(d) G-Hの組み合わせの項目詳細。黄色は有意度≧|20|

(a)1位	B-E	(b)2位	B-G	(c)3位	F-E	(d)28位	G-H
生活習慣死亡率が低い	79.8	生活習慣死亡率が低い	51.7	多量飲酒比率が低い	63.9	健診等健康増進にかける時間の比率が高い	29.3
がん死亡率が低い	77.8	県民所得が高い	51.3	労働人口比が高い	62.6	65歳平均余命が高い	15.1
県民所得が高い	62.6	がん死亡率が低い	49.3	健診等健康増進にかける時間の比率が高い	48.0	生活習慣死亡率が低い	12.7
多量飲酒比率が低い	39.1	ドック生活習慣項目の異常が少ない	39.0	県民所得が高い	47.0	がん死亡率が低い	12.1
労働人口比が高い	36.3	食事・休憩時間が長い(充足)	30.0	65歳平均余命が高い	42.8	運動習慣比率が高い	6.0
ドック生活習慣項目の異常が少ない	34.2	老人医療費が低い	27.4	がん死亡率が低い	36.9	多量飲酒比率が低い	2.1
65歳平均余命が高い	30.2	肉/魚の比率が低い(肉類を食べ過ぎない)	26.0	生活習慣死亡率が低い	34.7	肉/魚の比率が低い(肉類を食べ過ぎない)	-1.0
老人医療費が低い	21.8	労働人口比が高い	25.7	老人医療費が低い	31.3	労働人口比が高い	-3.4
健診等健康増進にかける時間の比率が高い	7.0	運動習慣比率が高い	13.9	メタボ医療費が低い	9.1	喫煙習慣が低い	-4.6
運動習慣比率が高い	3.7	65歳平均余命が高い	2.7	喫煙習慣が低い	7.7	県民所得が高い	-5.9
メタボ医療費が低い	-2.0	メタボ医療費が低い	-3.1	肉/魚の比率が低い(肉類を食べ過ぎない)	4.9	保健師数多い(保健活動の充足)	-5.9
肉/魚の比率が低い(肉類を食べ過ぎない)	-10.9	多量飲酒比率が低い	-23.7	保健師数多い(保健活動の充足)	-1.8	食事・休憩時間が長い(充足)	-6.5
食事・休憩時間が長い(充足)	-15.0	喫煙習慣が低い	-41.9	ドック生活習慣項目の異常が少ない	-1.9	メタボ医療費が低い	-13.1
喫煙習慣が低い	-24.9	健診等健康増進にかける時間の比率が高い	-50.1	食事・休憩時間が長い(充足)	-32.6	老人医療費が低い	-14.9
保健師数多い(保健活動の充足)	-64.3	保健師数多い(保健活動の充足)	-54.8	運動習慣比率が高い	-38.0	ドック生活習慣項目の異常が少ない	-43.6

6.3.2 全47都道府県を個別に解析

全都道府県を個別に解析する。ここでは首都圏東京と各県の有意度を比較した。比較は式(6.1)の有意度総合評価を用いた。東京都と他の46道府県との比較を表6.7に示す。なお，個別の組み合わせは1081通りある。

表6.7 全47都道府県の東京との組み合わせにおける有意度総合評価表。評価点の少ない順（黄色）で地方(a)〜(h)に並べた

(a)関東	有意度総合評価
東京-埼玉	16.1
東京-神奈川	16.6
東京-千葉	19.1
東京-茨城	24.7
東京-群馬	28.0
東京-栃木	28.1
平均値	22.1

(b)近畿	有意度総合評価
東京-京都	19.1
東京-兵庫	21.3
東京-大阪	21.5
東京-滋賀	25.4
東京-奈良	27.4
東京-和歌山	31.5
平均値	24.4

(c)中部	有意度総合評価
東京-愛知	20.2
東京-山梨	26.5
東京-静岡	28.0
東京-三重	28.3
東京-岐阜	28.3
東京-長野	37.2
平均値	28.1

(d)東北・北海道	有意度総合評価
東京-宮城	23.9
東京-福島	28.9
東京-秋田	32.6
東京-北海道	32.9
東京-岩手	33.8
東京-山形	38.7
東京-青森	39.6
平均値	32.9

(e)北陸	有意度総合評価
東京-石川	24.8
東京-新潟	30.8
東京-福井	32.7
東京-富山	40.6
平均値	32.24

(f)九州・沖縄	有意度総合評価
東京-福岡	25.3
東京-熊本	28.6
東京-沖縄	29.4
東京-宮崎	33.6
東京-大分	33.7
東京-長崎	34.4
東京-鹿児島	35.0
東京-佐賀	38.3
平均値	32.28

(g)中国	有意度総合評価
東京-岡山	25.8
東京-広島	30.3
東京-山口	36.6
東京-鳥取	40.3
東京-島根	47.6
平均値	36.1

(h)四国	有意度総合評価
東京-徳島	29.1
東京-香川	29.1
東京-高知	33.6
東京-愛媛	37.5
平均値	32.33

　表6.7の有意度総合評価の(a)〜(h)の個々の平均値は，(a)関東，(b)近畿，(c)中部と昇順に並ぶ。(d)〜(h)はすべて30点以上で，最も低いのが北陸(e)の32.2，最も高いのが中国(g)の36.1であった。他も組み合わせて，(e)，(f)，(h)，(d)，(g)の昇順であった。

　個々では，表6.7の(g)から東京-鳥取40.3，(e)から東京-富山40.6と有意度評価が高く，表中最も離れているのは(g)から東京-島根47.6が際立っていた。表6.8に，東京に対する(a)鳥取，(b)富山，(c)島根各県の項目の詳細を比較した。大都市と地方県の差異と共に，地方県同士においてもそれぞれの特徴が示されている。

　東京都と(a)鳥取，(b)富山，(c)島根各県との比較では，(a)と(b)における「ドック生活習慣項目の異常が少ない」と「肉/魚の比率が低い」などの違いが見られる。また(b)と(c)とでは「ドック生活習慣項目の異常が少ない」は共通であるが，「肉/魚の比率が低い」が異なることなどが示されている。

　具体的に類似した地方県のなかで，(a)，(b)，(c)間の特徴を有意度の大きさから見ると，地方県の特徴として，「保健師数多い」「労働人口比が高い」「多量飲酒比率が低い」などの特徴が読み取れる。

表 6.8 東京都と (a) 鳥取県, (b) 富山県, (c) 島根県の有意度の詳細。
正側は東京都, 負側は他県に各有意。黄色は有意度 $\geq |20|$

(a) 総合評価 40.3	東京都 - 鳥取県	(b) 総合評価 40.6	東京都 - 富山県	(c) 総合評価 47.6	東京都 - 島根県
食事・休憩時間が長い（充足）	73.5	食事・休憩時間が長い（充足）	67.9	がん死亡率が低い	73.8
県民所得が高い	67.8	運動習慣比率が高い	52.8	食事・休憩時間が長い（充足）	73.3
生活習慣死亡率が低い	62.6	がん死亡率が低い	48.6	県民所得が高い	72.2
がん死亡率が低い	61.9	生活習慣死亡率が低い	46.3	生活習慣死亡率が低い	72.2
運動習慣比率が高い	43.1	ドック生活習慣項目の異常が少ない	36.7	ドック生活習慣項目の異常が少ない	56.5
65歳平均余命が高い	33.9	県民所得が高い	30.7	運動習慣比率が高い	36.7
肉/魚の比率が低い（肉類を食べ過ぎない）	1.1	65歳平均余命が高い	12.8	65歳平均余命が高い	10.7
老人医療費が低い	-9.9	老人医療費が低い	-14.1	肉/魚の比率が低い（肉類を食べ過ぎない）	-4.8
健診等健康増進における時間の比率が高い	-17.3	喫煙習慣が低い	-20.5	老人医療費が低い	-15.7
多量飲酒比率が低い	-25.0	メタボ医療費が低い	-22.1	健診等健康増進における時間の比率が高い	-33.0
喫煙習慣が低い	-26.4	肉/魚の比率が低い（肉類を食べ過ぎない）	-25.1	メタボ医療費が低い	-38.3
ドック生活習慣項目の異常が少ない	-31.4	健診等健康増進における時間の比率が高い	-33.5	労働人口比が高い	-44.2
メタボ医療費が低い	-39.7	多量飲酒比率が低い	-61.2	多量飲酒比率が低い	-45.6
労働人口比が高い	-48.1	保健師数多い（保健活動の充足）	-64.0	喫煙習慣が低い	-53.6
保健師数多い（保健活動の充足）	-62.7	労働人口比が高い	-72.4	保健師数多い（保健活動の充足）	-83.9

まとめ

　本解析は 2010 年度の国の統計資料に基づく結果である。全体を見渡せるように, まず図 6.1 の 8 群を 4 群にまとめ, 4 群 6 組で有意度を求めた。この結果, 有意度の差が大都市圏と地方県, さらに地方県同士で有意度の項目に差があることがわかった。これを式 (6.1) の有意度総合評価式を用いて評価した結果, 1 個の大都市圏と 3 個の地方県群に分かれた。有意度評価によって地方県群も 1, 2, 3 位と順序付けできた。次に 8 群 28 組の有意度を求めた。これも式 (6.1) の有意度総合評価式を使い, 有意度総合評価を行った。しかし, 組み合わせ数が多いので, 表 6.6 のように有意度の大きいものと小さいものを代表例として検討した。表 6.4, 6.6 から, B 群, C 群の大都市圏と, E 群, G 群の地方県との差が明瞭になった。当然, H 群, G 群の地方県同士では有意度の差は最小となる。他にも, A 群, C 群の大都市に近い県の間でも有意度の差は小さい。これらはよく似た県同士であるため, 4 群での比較よりもより詳細な有意度評価ができたと考えられる。

　手順としては, まず表 6.4 の有意度評価方法で順位を付け, 上位または下位あるいは中位で目的とする組み合わせについて表 6.6 の項目内容を比較・精査

する．さらに同様にして，47 都道府県間での比較が行われる．本検討では東京との比較を行った（表 6.7）．地方県での差を (a)～(h) に分けたが，興味ある結果が得られた．さらに，表 6.8 では大都市と地方県の共通の特徴とともに，地方県同士における違いまたは類似性がよく整理できたと考察される．

　以上のように，SOM 学習後の樹状図を基にして，クラスタ数を大別から詳細へと順次変えて，各々の組み合わせ群間における有意度を評価・考察することの有用性が示唆された．経年的な疫学調査の応用研究が期待できる．

参考文献

[1] 中野正博：看護・保健・医療のための楽しい多変量分析，ヘリシティ出版，神戸，pp.1–212，2009．
[2] 厚生労働省，文部科学省，総務省による地域別年次統計，厚生の指標，2008～2010 年度．
[3] 加瀬澤信彦，徳高平蔵：健康に影響を及ぼす社会生活環境要因と全国地域差との関係 第2報 自己組織化マップ（SOM）による都道府県別類似性，総合健診，39:210，2012．
[4] 加瀬澤信彦，徳高平蔵：自己組織化マップ（SOM）による未病診断への応用，日本未病システム学会雑誌，20:14–21，2014．

第 7 章

眼圧・眼底検査データの SOM 有意度解析

　人間ドック受診者データから，近年増加しつつある緑内障に関係する眼圧および眼底検査の視神経乳頭陥凹の所見を中心として SOM 法での有意度解析を実施し，眼底陥凹データの特徴を調べた。データの種類とそのラベルは，「と」（糖尿病の略，以下同様），「高」（高眼圧），「低」（低眼圧），「凹 R」（右眼乳頭陥凹），「凹 L」（左眼陥凹），「凹」（両眼陥凹），「N」（正常眼圧）の 7 種類であったが，主として眼圧と乳頭陥凹との関係を見るため，「と」と「高」をまとめて「と高」とし，「凹 R」「凹 L」「凹」をまとめて「凹」とし，さらに「N」と「低」をまとめて「N 低」の 3 種類に区分した。女性のデータが少ないため，男性のみを解析した。著者らの SOM での解析結果は既報[1][2]であるが，ここでは有意度解析をさらに有効に行う検討を行った。

7.1　データの構成

　表 7.1 に眼凹データの構成を示す。

7.2　SOM でのクラスタ解析

　表 7.1 のデータを使った SOM 学習の結果を図 7.1 に示す。
　図 7.1 に示すように 3 クラスタは誤分類なしに学習されている。ただし，サンプル数の関係から高眼圧群と低・正常眼圧群の領域以外の背面全部は，広大な乳頭陥凹群の領域となっている。

表 7.1 男性，66 項目の眼底乳頭陥凹データの構成（一部）。データは「と高」「凹」「N 低」の 3 クラスタに分け，要素は E 列から始めて 66 列である。データは列で正規化されている

	A	B	C	D	E	F	G	H	I	J	K
1		と高	凹	N低	年齢	BMI	体脂肪率	腹囲	最高血圧	最低血圧	心拍数
20	と高_27	1	0	0	0.5814	0.5816	0.5931	0.5421	0.9452	0.9184	0.5652
21	と高_28	1	0	0	0.6279	0.9929	0.5974	0.8202	1	0.8776	0.6304
22	と高_29	1	0	0	0.4651	0.4397	0.6234	0.2949	1	1	1
23	と高_30	1	0	0	0.3256	0.7801	0.6883	0.5618	1	1	0.4348
24	と高_31	1	0	0	0.6279	0.539	0.6623	0.4129	0.9315	1	0.9565
25	凹_1	0	1	0	0.8372	0.2128	0.3117	0.0843	0.4795	0.4286	0.3043
26	凹_2	0	1	0	0.5814	0.4184	0.3853	0.6096	0.4658	0.6327	0.587
27	凹_3	0	1	0	0.814	0.539	0.5541	0.6404	0.7123	0.5102	0.2609
28	凹_4	0	1	0	0.6047	0.4965	0.4459	0.5534	0.5479	0.5306	0.5435
29	凹_5	0	1	0	0.6977	0.7376	0.6883	0.8146	0.4795	0.3469	0.4783
30	凹_6	0	1	0	0.4651	0.2766	0.3203	0.2753	0.0685	0	0.6087
31	凹_7	0	1	0	0.2791	0.4752	0.5325	0.2669	0.2877	0.3673	0.5217
32	凹_8	0	1	0	0.3721	0.4397	0.4978	0.4045	0.411	0.449	0.5435
33	凹_9	0	1	0	0.1395	0.1348	0.2121	0.1601	0.6027	0.3469	0.4348
34	凹_10	0	1	0	0.3023	0.5035	0.6883	0.5197	0.2603	0.449	0.3696
35	凹_11	0	1	0	0.6279	0.539	0.7446	0.5449	0.5068	0.7143	1
36	凹_12	0	1	0	0.4651	0.9433	0.9048	1	0.9041	1	0.8696
37	凹_13	0	1	0	0.6279	0.4823	0.342	0.3371	0.2603	0.1429	0.6522
38	凹_14	0	1	0	0.5814	0.3901	0.381	0.4129	1	1	0.6087
39	凹_15	0	1	0	0.6047	0.5532	0.5368	0.4635	0.7808	0.8367	0.5435
40	凹_16	0	1	0	0.1628	0.3475	0.4978	0.2247	0.3014	0.3265	0.913
41	凹_17	0	1	0	0.7209	0.0567	0.0996	0.1938	0.3699	0.7755	1
42	凹_18	0	1	0	1	0.383	0.671	0.5927	0.5479	0.4898	0.587
43	凹_19	0	1	0	0.3256	0.5603	0.5498	0.5197	0.3836	0.4898	0.7174

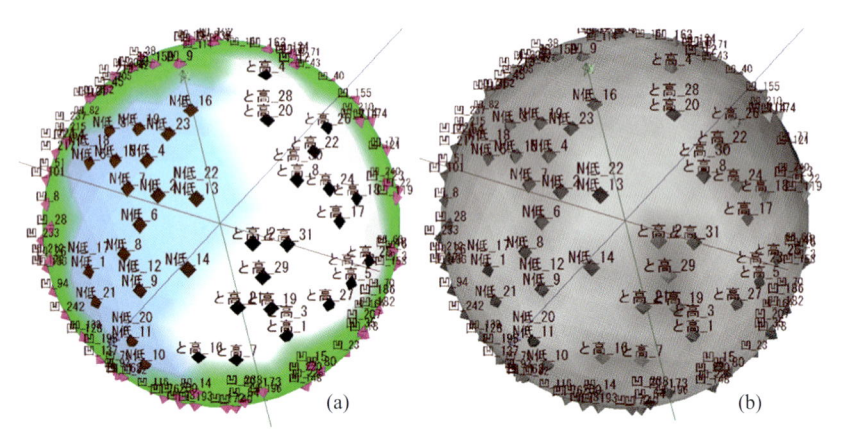

図 7.1 学習後の SOM 結果マップ。(a) 3 クラスタが誤分類なしに分かれている。(b) 同場所の U マトリクス表示

7.3 SOM 法での有意度解析

図 7.1 の学習結果から，3 群の組み合わせにおける有意度を計算した。その結果を図 7.2 に示す。

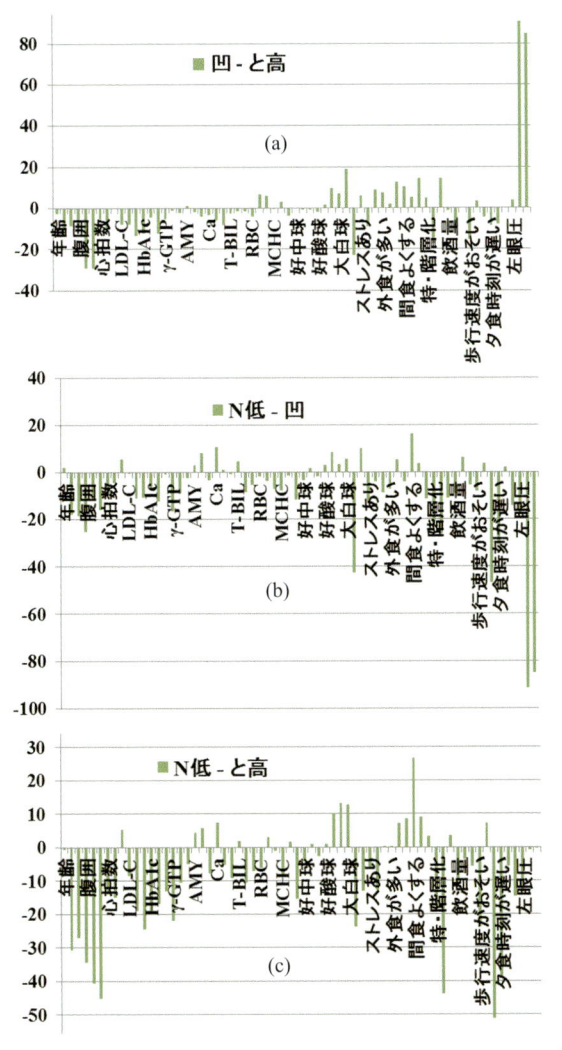

図 7.2　66 項目の男性データの 3 クラスタ間の有意度。(a) 凹 - と高，(b) N 低 - と高，(c) N 低 - 凹，間の有意度

図 7.2 は 66 項目と数が多すぎて，このままでは理解しにくい。そこで，有意度の閾値を ±10 に引き上げ，主要な項目を図 7.3 に示した。

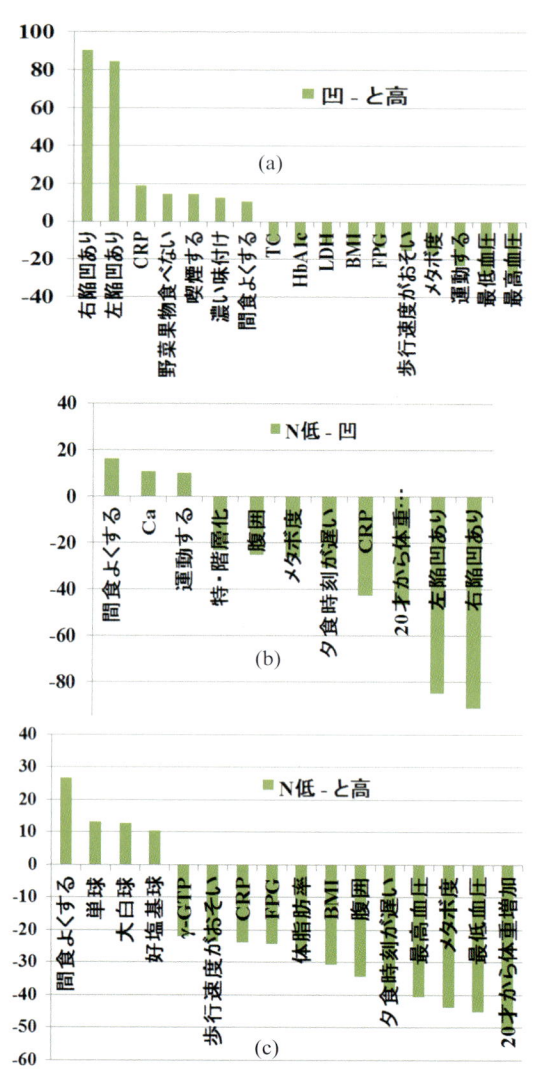

図 7.3　図 7.2 は閾値を設定して，主要項目を降順に並べた。
(a) 凹 − と高，(b) N 低 − 凹，(c) N 低 − と高，間の有意度

第 7 章　眼圧・眼底検査データの SOM 有意度解析　73

　図 7.3 の 3 群の組み合わせによる有意度を降順に並べ替えて表 7.2 に表した。さらに有意度の正負方向をそろえて図 7.4 に整理することによって，3 群 (a) (b) (c) の関係が明瞭に示される。

表 7.2　3 群における有意度の比較

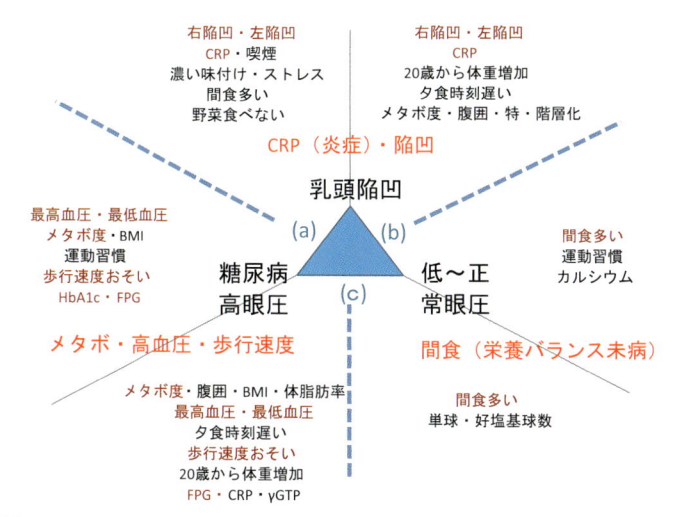

(a)	凹 − と高	(b)	N低 − 凹	(c)	N低 − と高
右陥凹あり	90.6022	間食よくする	16.2609	間食よくする	26.7782
左陥凹あり	84.6119	Ca	10.8394	単球	13.1681
CRP	18.7714	運動する	10.0792	大白球	12.6018
野菜果物食べない	14.579	特・階層化	−23.3296	好塩基球	10.2914
喫煙する	14.5347	腹囲	−25.3705	γ-GTP	−21.9532
濃い味付け	12.7185	メタボ度	−26.2914	歩行速度がおそい	−23.7734
間食よくする	10.5173	夕食時刻が遅い	−30.7023	CRP	−23.8117
TC	−10.4696	CRP	−42.5831	FPG	−24.4554
HbA1c	−12.1709	20才から体重増加	−46.6878	体脂肪率	−27.1643
LDH	−12.1878	左陥凹あり	−84.9963	BMI	−30.7912
BMI	−12.8794	右陥凹あり	−91.4376	腹囲	−34.3849
FPG	−13.5864			夕食時刻が遅い	−39.211
歩行速度がおそい	−15.4611			最高血圧	−40.6278
メタボ度	−17.6328			メタボ度	−43.9243
運動する	−23.1343			最低血圧	−45.2232
最低血圧	−29.1883			20才から体重増加	−51.2995
最高血圧	−29.3726				

右陥凹・左陥凹
CRP・喫煙
濃い味付け・ストレス
間食多い
夕食時刻遅い
野菜食べない

右陥凹・左陥凹
CRP
20歳から体重増加
夕食時刻遅い
メタボ度・腹囲・特・階層化

CRP（炎症）・陥凹

乳頭陥凹
(a)　(b)
糖尿病　　(c)　　低〜正
高眼圧　　　　　常眼圧

最高血圧・最低血圧
メタボ度・BMI
運動習慣
歩行速度おそい
HbA1c・FPG

間食多い
運動習慣
カルシウム

メタボ・高血圧・歩行速度

間食（栄養バランス未病）

メタボ度・腹囲・BMI・体脂肪率
最高血圧・最低血圧
夕食時刻遅い
歩行速度おそい
20歳から体重増加
FPG・CRP・γGTP

間食多い
単球・好塩基球数

図 7.4　表 7.2 の (a), (b), (c) の相互関係より描出された視神経乳頭の脆弱性

低・正常眼圧群では「間食が多い」が共通項であり，おそらく生活習慣のなかで栄養バランスの乱れが内在している可能性（未病状態にある）が考えられる。一方，高眼圧群ではメタボリックシンドロームや加齢が強く関与している。さらに乳頭陥凹群ではメタボを背景として炎症が進行した結果であろうと推定される。

7.4 有意度総合評価

有意度総合評価の結果は，3群の比較において，乳頭陥凹と高眼圧では9.7，低・正常眼圧と乳頭陥凹で12.0，低・正常眼圧と高眼圧では12.8であった。乳頭陥凹群は高眼圧と相対的に有意度が小さく（類似の距離にある），高眼圧群と低・正常眼圧群とは3群の組み合わせのうち最も離れていることが示された。

近年，正常眼圧の緑内障が増大しつつあり[3]，関係する高眼圧の疫学研究とともに，視神経乳頭陥凹などの脆弱性についての研究がさらに進展することが望まれる。

まとめ

表7.2に示されたように，乳頭の陥凹については右眼のほうが左眼よりも有意度が若干高い。これは，右眼の神経が左脳とつながっていることに関係があるのかもしれない（図7.5）。すなわち，左脳はストレス脳であることから，メタボや炎症への影響が大きいため，右眼の視神経が先に障害を受ける可能性が推察される。乳頭陥凹と高眼圧，低～正常眼圧と乳頭陥凹および高眼圧と低～正常眼圧の3組より得られた有意度結果を図7.4にて参照すると，これら3群の有する特徴が整理される。すなわち，低・正常眼圧群では調査66項目のうち主要な要素として「間食が多い」が共通項であり，栄養バランスの乱れが内在して脆弱性を生む原因となっている可能性が考えられる。また高眼圧群ではメタボリックシンドロームや加齢が強く関与していることが推定される。さらに乳頭陥凹群ではメタボを背景として炎症が進行した状態にあると推定される。これら一連の連鎖より，「夕食時間が遅く，夜型の不規則な現代人の生活ス

タイル」がメタボや炎症を誘発し，同様に「歩行速度が遅い」という項目もこれらの関連現象として捉えられると考察される。

「緑内障は純粋な疾患単位ではなく，症候群と理解されるべき臨床所見を整理する知識と思考能力が要求される。」と日本眼科学会の緑内障診療ガイドライン[3]にも示されている。有意度を整理し，生活習慣関連項目を比較評価することによって，緑内障成因の証となる乳頭陥凹の要因解析についての興味ある考察が導き出せたと考えられる。

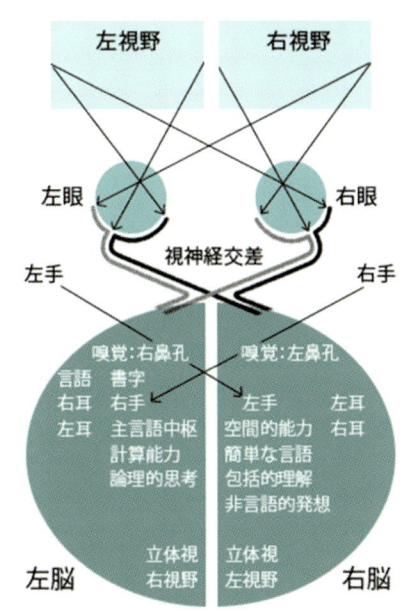

左脳は直列処理，ストレス脳，マイナス思考
右脳は並列処理，リラックス脳，プラス思考

図 7.5　視神経の交差

参考文献

[1] 加瀬澤信彦，徳高平蔵：個人内眼圧変動に関する生理的許容範囲の検討，第 39 回日本総合健診医学会発表，2011.
[2] 加瀬澤信彦，徳高平蔵：自己組織化マップ（SOM）による眼底乳頭陥凹の脆弱性とメタボリックシンドロームの関係，第 52 回日本人間ドック学会発表，2012.
[3] 日本緑内障学会編：緑内障診療ガイドライン（第 3 版），2011.

第8章

SOMを用いた脈波解析法

　SOMによる脈波解析の原理はすでに詳細に記述されている[1][2]。ここでは得られた結果を，主として図を用いて概説する。

　脈波解析ソフト「パルサーSOM」の概要を図8.1に示す。

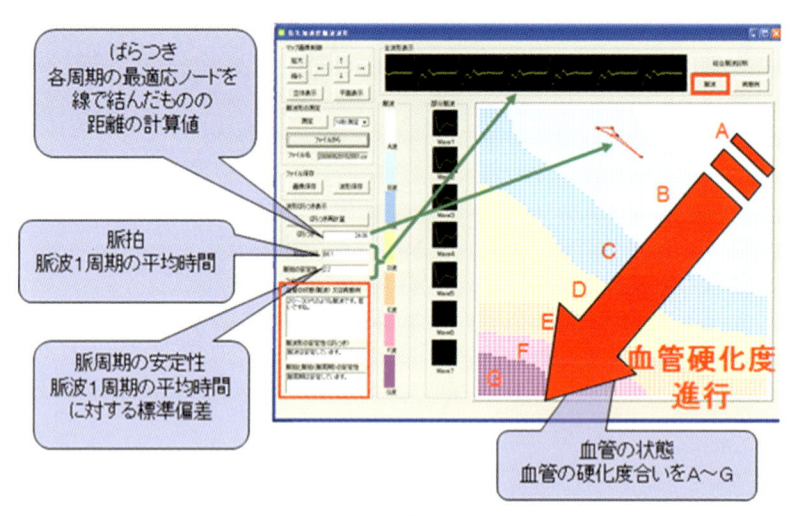

図8.1　脈波解析ソフトの概要

図中の語を簡単に解説すると次のとおりである。

　a. ばらつき：マップ上の測定脈波の位置分布を1目盛1で距離計算した。
　b. 血管の状態：マップ上の測定脈波の位置を示すもので，「ばらつき」の重心位置を示す。図右上のAから左下のGまで7段階に分け，AからGまで，それぞれ1から7の数値をあてる。

c. 脈拍：1分間の脈拍数を示す。
d. 脈周期の安定性：脈波1周期所要時間の標準偏差を示す。

以下にパルサー SOM の機能を例示しながら詳述する。なお，脈波はアルテット加速度脈波計（株式会社ユメディカ製加速度脈波計）[3] によって取り込み，その2次微分波を解析した。

① パルサー SOM を起動し，アルテット加速度脈波計によって脈波を取り込むと，図 8.2 に示す画面が現れる。
　　この例では，ばらつき：86.81，重心位置による血管状態：B（数値データとしては2があてられる），脈拍：64.7/分，周期の安定性：46.6 である。

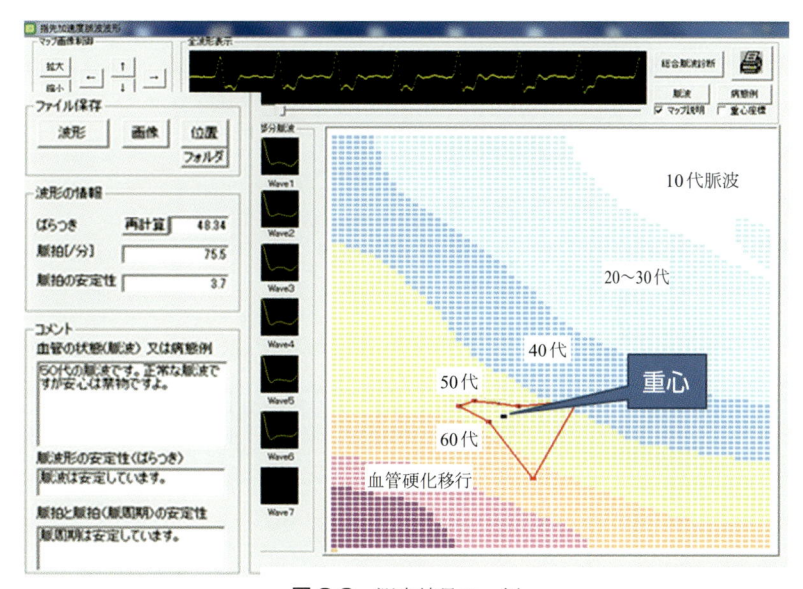

図 8.2　測定結果の一例

② 次に図 8.2 の右上にある「総合脈波診断」をクリックすると図 8.3 の画面が現れる。
　図 8.2 で読み取った数字は左下（赤枠で示す）に出ている。その右側に示す数字の範囲でそれらが正常か異常かが判定できる。
③ 次に「データ入力完了」をクリックすると，中央の赤枠部が現れる。上はスコア（点数）マップ，下は要素マップである。
　予備研究で得られた数百のデータによって，上に示した 4 項目の数値を整理し，新たなマップを構築した。

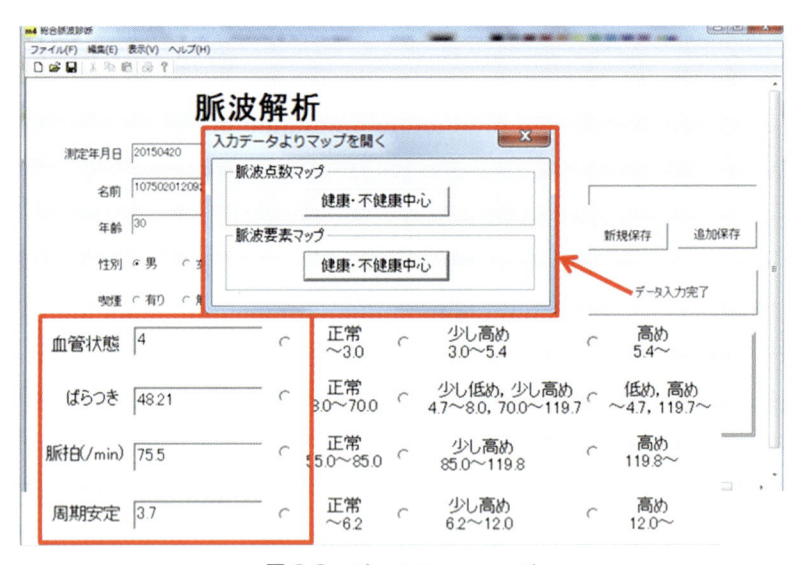

図 8.3　データチューニング

④ スコアマップあるいは要素マップをクリックすると，それぞれのマップ上に現在の被験者の健康状況を表示する（図 8.4，図 8.5）。
　現在の被験者はマップ上に黄枠で示される。この被験者は，周期安定とばらつきとが異常で混合領域にあり，脈波も警戒域にあって，得点は 94 点である。ちなみに最悪値は 100 点である。

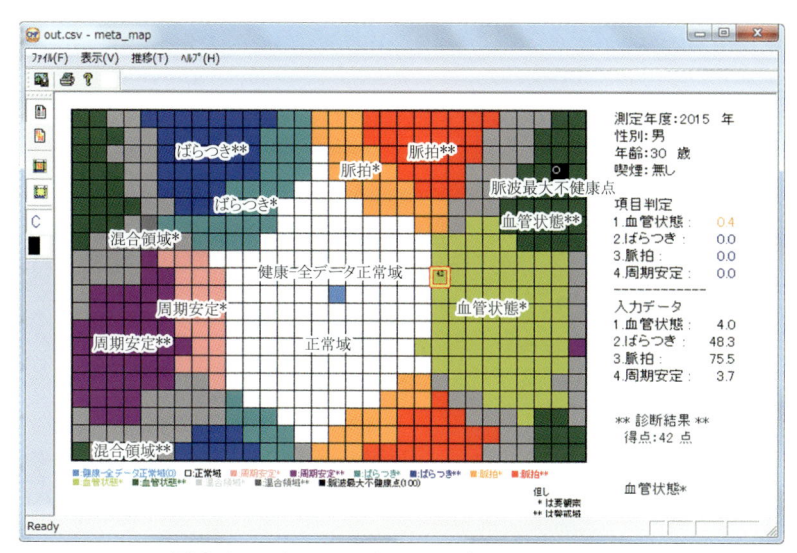

図 8.4　要素マップ（＊は要観察，＊＊は警戒域）

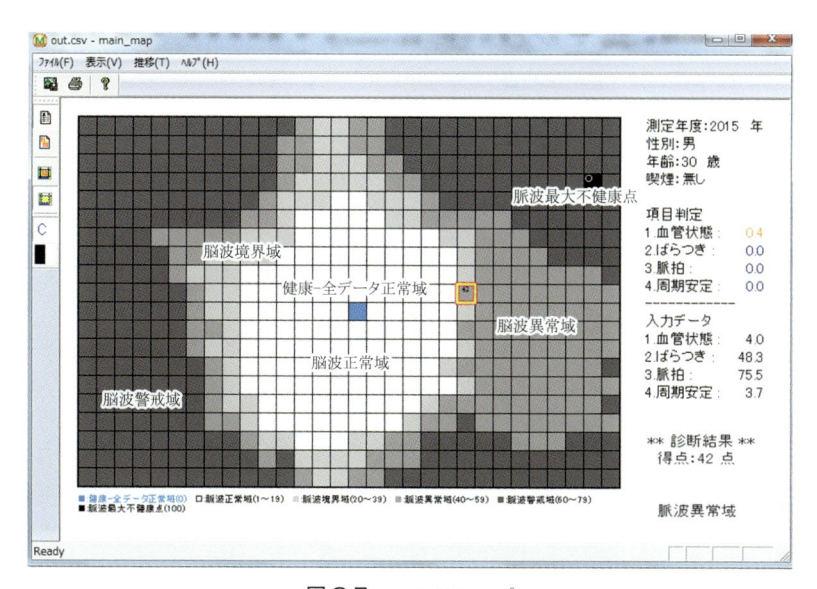

図 8.5　スコアマップ

まとめ

このように，測定された脈波から「ばらつき」「血管の状態」「脈拍」「脈周期の安定性」と 4 項目が抽出された。これらは総合脈波判定のマップによって総合的に判定された。要素マップによって 4 項目のどの項目が悪い状態にあるかを，点数マップによって 4 項目合わせて悪化度の最大を 100 点，最良点を 0 点として被検者の脈波を点数評価できた。

参考文献

[1] 徳高平蔵，大北正昭，藤村喜久郎：自己組織化マップとその応用，シュプリンガー・ジャパン（株），2007.
[2] http://www.somj.com/
[3] http://www.kenkou.ne.jp/artett/

第 9 章

SOM 有意度法による透析患者の脈波解析

透析患者の予後（今後の見通し）を規定する因子のなかで，動脈硬化は重要なものの 1 つである．そこで，透析患者の動脈硬化評価に資することを目的に，動脈硬化に関連する検査データならびに後述する脈波解析ツールによって得られたデータを用いて，透析前後ならびに代表データ間の相関有意度を算出した（有意度算出法については [1] と第 3 章を参照のこと）．「検査データ」のなかの「脈波解析」は，我々が独自に開発した脈波解析ツール，(有)SOM ジャパン製「パルサー SOM」（[2][3] と第 8 章を参照）によって行った．

9.1 検査データ

維持透析患者 73 人の一断面（2013 年 5 月）における検査データを使用した．検査項目は次のとおりである．なお，検査データの使用にあたり，透析前の検査には項目名の前に b（before）を付け，透析後の場合は a（after）を付けた．それらの差の値には a-b を付けた．

[透析前]
- 最高血圧（bBPmax），最低血圧（bBPmin）
- アルテット（株式会社ユメディカ製加速度脈波計[4]）による dV および血管年齢（bvas-age）
- 頸動脈内膜中膜複合体厚（IMT）
- 足関節上腕動脈血圧比（左（l-）・右（r-）で測定し，その平均をとった．l-ABI，r-ABI および av-ABI）

- 脈波伝播速度（左（l-）・右（r-）で測定し，その平均をとった．l-PWV，r-PWV および av-PWV）
- 血液検査（総蛋白 TP，アルブミン Alb，アルブミン/グロブリン比 A/G，総コレステロール T-Ch，ナトリウム Na，クロール Cl，カリウム K，カルシウム Ca，リン P，ヘモグロビン・エーワンシー HbA1c，ブドウ糖 BS）
- 脈波解析（[2][3] ならびに第 8 章を参照）により得られる要素：血管状態，ばらつき，脈拍，周期安定と，この 4 要素からマップ上で算出した点数（score）を取り上げた（合計 5 要素）

［透析後］
- 最高血圧（aBPmax），最低血圧（aBPmin）
- アルテット[4]による dV および血管年齢（avas-age）
- 脈波解析（[2][3] ならびに第 8 章を参照）により得られる要素：血管状態，ばらつき，脈拍，周期安定と，この 4 要素からマップ上で算出した点数（score）を取り上げた（合計 5 要素）

表 9.1 に ID を含む計 27 項目の検査データ（73 人の一部）を示す．age は患者の実年齢である．

表 9.1 検査データ（ID を含む）

			透析前				透析後												
ID	age	bBPmax	bBPmin	bartett-dV	bvas-age	aBPmax	aBPmin	artett-dV	avas-age	IMT	av-ABI	V	av-PWV	b	T-Ch		Ca	P	BS
15	54	126	77	47	53	133	80	38	50	0.6	1.13		1548				9.6	2.6	
31	80	138	60	49	79	172	72	39	60	1.2	1.28		2559		118		9.7	3.7	108
48	54	155	78	47	53	180	85	72	66	0.1	1.22		1932				9.2	1.5	
49	64	156	73	79	90	115	65		64	76	0.5	1.03		4608				9.5	1.9	
61	62	174	78	62	66	160	80	50	62	1.1	1.15		1887		126		9.8	4.0	179
80	62	140	82	47	64	178	86	60	62	1.8	0.94		2100						
82	63	155	76	56	62	117	65	44	61	1.4	1.18		1556		166		9.7	6.8	135
93	51	185	99	68	72	145	70	43	49	0.8	1.03		1907		155		9.0	4.1	159
98	32	130	85	65	40	131	87	58	34	0.6	1.22		1102		141		10.0	8.5	84
100	64	152	91	65	78	145	80	43	62	0.9	1.11		1724		172		9.5	7.5	93
102	61	130	75	63	75	130	75	63	74	0.8	1.14		1579		209		8.4	4.4	109
105	80	155	68	60	82	125	62	41	77	1.1	1.26		2164				9.2	2.1	
112	57	139	74	37	47	148	72	36	60	0.8	1.26		1625				9.4	3.2	
119	64	168	108	38	57	127	82	41	61	0.7	1.22		1698		232		9.8	5.4	96
121	45	138	79	43	43	115	65	44	43	0.6	1.31		1268		127		8.4	8.6	80
128	76	126	60	52	76	116	64	49	75	1.5	1.22		1911				9.6	2.5	
153	46	123	78	73	70	138	90	45	44	0.9	1.00		1798		191		9.6	4.7	69
159	74	156	74	34	51	130	65	38	63	1.0	0.99		1663				9.1	2.0	
160	71	165	80	69	97	135	75	66	97		1.06		2059				9.7	2.2	
167	31	137	85	59	33	130	90	53	31	0.7	1.09		1480		147		10.2	5.2	87
172	46	145	89	55	47	132	85	46	45		1.18		1451				9.6	2.2	
181	76	123	67	43	74	112	110	48	75	0.9	1.17		1440				9.7	2.2	

ここから，欠落データの多い 7 項目（黄色欄で示す）は吟味後に解析対象から削除し，緑色項目のみを解析の対象とした。なお，ABI，PWV は平均値（av-ABI, av-PWV）を用いて解析した。

9.2 透析前（b），後（a）の各代表データを使った有意度の算出

ここからは透析関係のデータと上記の脈波解析ツールにより得られたデータを解析する。一例として，vas-age の解析に使用した「a-b_vas-age 表」（表 9.2）の作成法を述べる。

① 表 9.1 の透析後血管年齢 avas-age（L 列）と透析前血管年齢 bvas-age（H 列）を使い，L － H ≧ 0 なら 1（bad），L － H ＜ 0 なら 0（good）とする。
② ID（C 列）の右隣に新規の列「a-b_vas-age」を作成し，上で得られた値を挿入する。
③ それ以外の列は各々で正規化する。
④ クラス識別のため，元の ID の頭に上で得られた値を付加して新しい ID とする。
⑤ 脈波は，a（透析後脈波），b（透析前脈波）の 2 ケースで解析した。
⑥ SOM による脈波解析によって，血管状態，ばらつき，脈拍，周期安定，点数（score）の，合計 5 要素を得た。
⑦ この脈波解析データ（5 要素）を Q～U 列にかけて付加した。
⑧ 脈波解析データがない場合を M とした。
⑨ データ解析は，a（5 要素）+M，b（5 要素）+M，M の 3 ケースで行った。表 9.2 は Q～U 列に透析後の脈波解析データを付加しているので，a+M に該当する。このほかに A 列から P 列までは同じで透析前の脈波解析データを付加した b+M，脈波データのない M がある。

同様にして，a-b_artett-dV，a-b_BPmin，a-b_BPmax の表をそれぞれつくる。

表 9.2　a-b_vas-age 表（一部）。表は (a) K 列から (b) L 列に続く。B 列の赤枠は，前頁の①②で定義されている。(b) の赤枠は脈波解析ツール「パルサーSOM」での結果を示す（表 9.1 の A，B 列は削除してある）

(a)

	A	B	C	D	E	F	G	H	I	J	K
1	ID	a-b_vas-age	age	bBPmax	bBPmin	bartett-dV	aBPmax	aBPmin	aartett-dV	IMT	av-ABI
50	1_1152	1	0.8	0.512	0.849315	0.7	0.288462	0.632353	0.730159	0.316	0.5
51	0_1241	0	0.683333	0.576	0.739726	0.26	0.480769	0.632353	0.142857	0.421	0.97917
52	0_1234	0	0.766667	0.832	0.821918	0.38	0.673077	0.779412	0.238095	0.316	0.69792
53	1_1259	1	0.966667	0.52	0.739726	0.38	0.288462	0.338235	0.428571	0.526	0.40625
54	1_1371	1	0.6	0.536	0.260274	0.3	0.692308	0.264706	0.380952	0.947	0.51042
55	1_1498	1	0.4	0.48	0.547945	0.42	0.221154	0.411765	0.460317	0.474	0.86458
56	1_1575	1	0.416667	0.56	0.547945	0.14	0.471154	0.397059	0.412698	0.368	0.84375
57	0_1642	0	0.6	0.488	0.260274	0.44	0.211538	0.161765	0.301587	0.474	0
58	1_1739	1	0.3	0.24	0.726027	0.1	0.259615	0.411765	0.301587	0.263	0.71875
59	0_2008	0	0.55	0.776	0.821918	0.5	0.528846	0.676471	0.174603	0.684	0.95833

(b)

L	M	N	O	P	Q	R	S	T	U
av-PWV	T-Ch	Ca	P	BS	血管状態	ばらつき	脈拍	周期安定	score
1	x		0.333	0.06 x	0.5	0.880442	0.57	0.4279	0.9
0.3354	0.189	0.481	0.49	0.424	0.166667	0.198745	0.747	0.008882	0
0.2325	x	0.407	0.01	x	0.166667	0.201683	0.911	0.01 0449	0.11
0.408	x		0.185	0.12 x	1	0.035565	0.818	0.01 0449	1
0.1525	x		0.37	0.1 x	0.166667	0.810558	0.638	0.01 0972	0.97
0.106	0.773	0.519	0.4	0.194	0.333333	0.544957	0.651	0.01 9854	0.97
0.2127	0.561	0.37	0.3	0.451	0.166667	0.378884	0.653	0.01 7764	0.31
0.7415	x		0.296	0.12 x	0.333333	0.089023	0.336	0.998433	0.98
0.096	0.409	0.704	0.59	0.285	0	0.068949	0.866	0.01 7764	0
0.1938	0.492	0.444	0.23	0.278	0	0.278376	0.871	0.009404	0.01

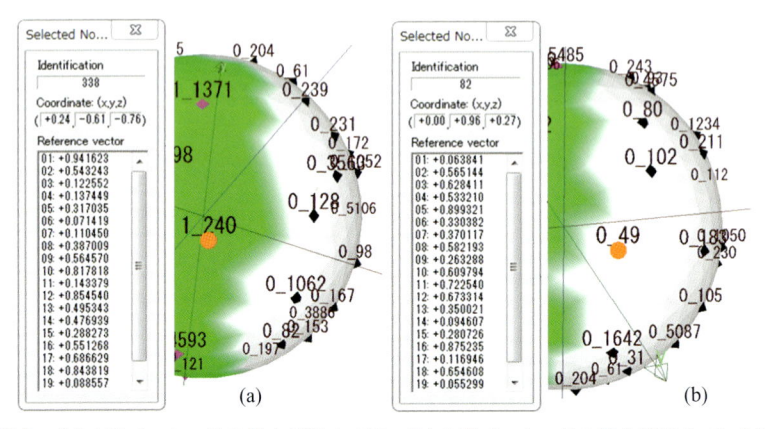

図 9.1　(a) 1 側で，ノードの最小値は 1_240，(b) 0 側で，ノードの最大値は 0_49 である

第 9 章　SOM 有意度法による透析患者の脈波解析　85

表 9.2 のデータを用いて球面 SOM で学習した結果を図 9.1 に示す．そして，第 3 章の方法により a-b_vas-age に関する有意度を計算した．

図 9.1 の結果を用いて計算された有意度の結果を図 9.2～9.5 に示した．正の有意度は透析後との関係を示し，負の有意度は透析前との関係を示している．両者とも値が大きいほどその有意度が高いと考える．

- a-b_vas-age では bartett-dV が負に，aartett-dV が正に，はっきりした有意度を示した．同様に，血管状態，score で a+M（透析後）が正の有意度，b+M（透析前）が負の高い有意度で，両者の解析結果は一致する．
- a-b_artett-dV では血管状態，score で a+M（透析後）が正の有意度，b+M（透析前）が負の高い有意度で，これも一致する．
- a-b_BPmin では artett-dV に有意度なし，血管状態，score で b+M（透析前）が負の有意度，a+M（透析後）が高い正の有意度．ここでは，パルサー SOM[2][3] の方法は，しっかり解析している．
- a-b_BPmax では aartett-dV は正の有意度，bartett-dV は負の有意度，score で a+M（透析後）が正の有意度，b+M（透析前）が負の有意度で，上に述べた a-b_BPmin などの結果と一致する．

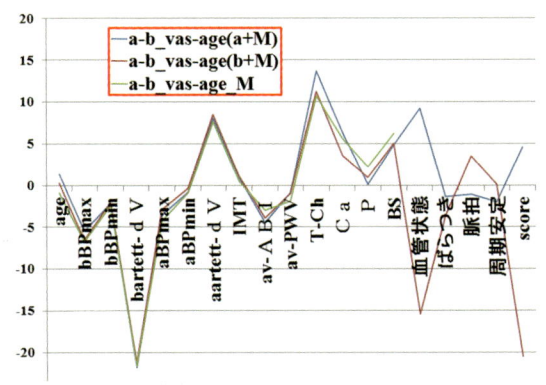

図 9.2　表 9.2，図 9.1 を用いて得られた a-b_vas-age の有意度

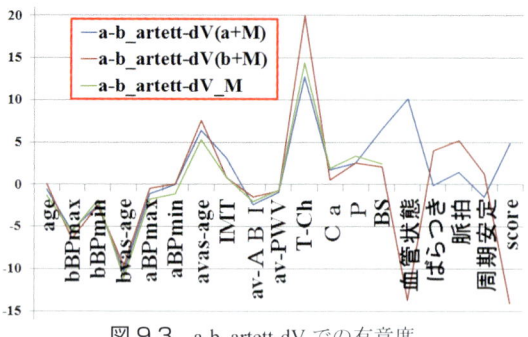

図 9.3 a-b_artett-dV での有意度

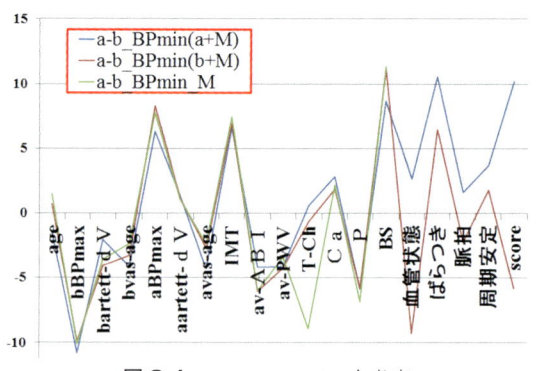

図 9.4 a-b_BPmin での有意度

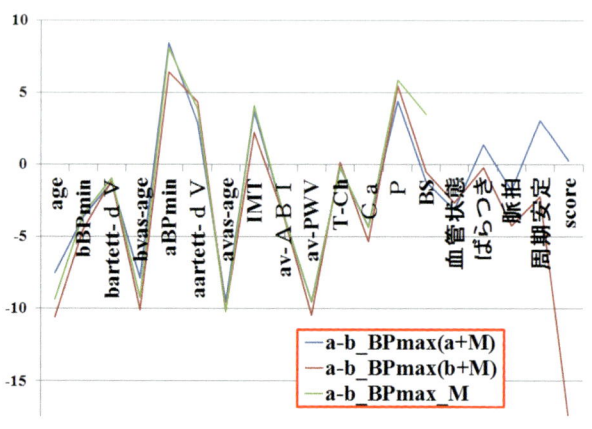

図 9.5 a-b_BPmax での有意度

表 9.3 の下段に示すように a-b_vas-age，a-b_artett-dV，a-b_BPmin の 3 ケースで，血管状態と score は，透析後のほうは正に，透析前のほうは負に有意度がある。a-b_BPmax では，score のみが透析後のほうは正に，透析前のほうは負に有意度がある。また，artett-dV 関連では，a-b_vas-age（図 9.2）と a-b_BPmax（図 9.5）では，aartett-dV は透析後に正に有意，bartett-dV は透析前に負に有意を示している。また，アルテット[4] で取られた血管年齢（vas-age）も a-b_artett-dV で avas-age が透析後に正に有意，bvas-age は透析前に負に有意を示している。

表 9.3 有意度の目立つ項だけを正負で整理

	age	bBP-max	aBP-max	aBP-min	bvas-age	avas-age	bartett-dV	aartett-dV	av-PWV	IMT	TCh	Ca	P	BS
a-b_vas-age							負	正			正			
a-b_artett-dV					負	正					正			
a-b_BPmin		負	正							正			負	正
a-b_BPmax	負				正	負	負	正	正	正		負	正	

		血管状態	ばらつき	脈拍	周期安定	score
a-b_vas-age	a	正				正
	b	負				負
a-b_artett-dV	a	正				正
	b	負				負
a-b_BPmin	a	正	正		正	正
	b	負	正		正	負
a-b_BPmax	a	正				正
	b	負				負

9.3 av-PWV と age での有意度

9.3.1 av-PWV での有意度

av-PWV の 1900 以上を 1，未満を 0 とし，a（透析後脈波）+M，b（透析前脈波）+M，M（脈波データなし）の 3 ケースで有意度を求める。

図 9.6 から av-PWV の結果をまとめると，artett-dV の有意度は小さいが，脈波解析データ（5 要素）のうち脈拍を除く，血管状態から score までの 4 項目は av-PWV と正に有意度があった。他では age，bvas-age，avas-age が av-PWV と正の有意度，T-Ch，P は av-PWV と負の有意度があった。

図 9.6　av-PWV

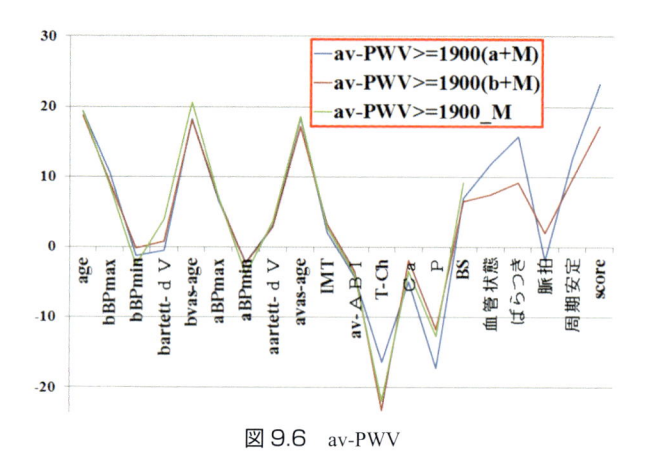

9.3.2　age での有意度

age は 63 以上を 1，未満を 0 と割り当てる。

age では，bartett-dV，avas-age，av-PWV が正に有意度，av-ABI と P が負に有意度，脈波解析データ（5 要素）では脈拍以外が正に有意度を示す。

なお，Ca，P の結果は紙面の都合で割愛する。

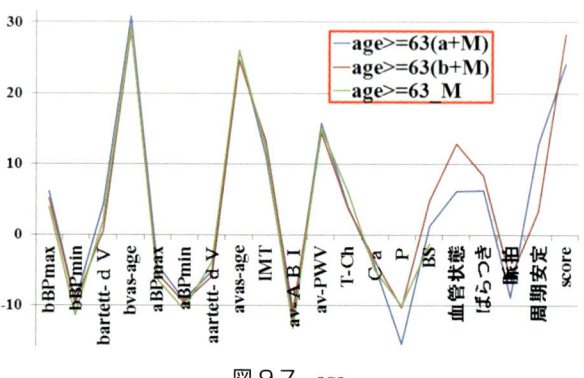

図 9.7　age

表9.4 有意度の目立つ項だけを正負で整理

	age	bBP-max	aBP-max	bBP-min	aBP-min	bvas-age	avas-age	av-ABI	av-PWV	IMT	TCh	Ca	P	BS
av-PWV	正					正	正				負		負	
age		正	負	負	負	正	正	負	正	正	正	負	負	

		血管状態	ばらつき	脈拍	周期安定	score
av-PWV	a	正	正		正	正
	b	正	正		正	正
age	a	正	正	負	正	正
	b	正	正	負	正	正

まとめ

表 9.3 より,以下をまとめる。

① 血管状態,score は,透析後(after)に正の有意度,透析前(before)に負の有意度を示す。

② aartett-dV は透析後(after)に正,bartett-dV は透析前(before)に負の有意度。これは a-b_vas-age と a-b_BPmax で成り立つ。

ここで,重要な結論が導き出される。aartett-dV, bartett-dV, avas-age, bvas-age を含めて血管状態,score もそれぞれ,透析後の分は正に有意度,透析前の分は負に有意度がある。これから言えることは,透析することにより血管の状態が悪くなり,上に示した各値が悪くなるものと推定できる。

また,表 9.4 より,av-PWV と age では vas-age,ならびに脈波解析ツールで得られた血管状態,ばらつき,周期安定,score の 4 項目(脈拍を除く)すべてで,正に有意度があった。つまり,PWV の値が大きくなれば,脈波関係のデータは悪くなる。そして,age が大すなわち高齢になると,脈波関係のデータも悪くなる。さらに,透析で血管の状態も悪くなることが説明できた。

参考文献

[1] 徳高平蔵，大北正昭，大木誠，大藪又茂：一度の SOM 学習で OK，データ要素間の有意度算出法の新提案，第 15 回 SOM 研究会資料，福岡工業大学（FIT ホールセミナー室），3月 20 日，2014.
[2] 徳高平蔵，大北正昭，藤村喜久郎：自己組織化マップとその応用，シュプリンガー・ジャパン（株），2007.
[3] http://www.somj.com/
[4] http://www.kenkou.ne.jp/artett/

第10章

ICASOMの開発と加速度脈波への応用

　従来のSOMによるクラスタリングでは，入力した多次元データを2次元マップに圧縮することで，類似性に応じたいくつかのグループに分類することができる。しかしこのとき，分類された各グループは類似度に応じて分けられているだけであり，それらの特徴を知るためには，何かしらの手法により入力データの解析を行い，各グループに分類された入力データの構造を把握することが必要である。また，分類された各グループ内に存在する入力データの位置や分類の妥当性に関して評価を行うためには，他のグループとの特徴の比較，あるいは同グループ内での他の入力データとの比較を行うという方法があるが，これだけで十分な評価を行うことは難しい。

　そこで本章では，これらの問題点を同時に解決する方法として従来のSOMに独立成分分析（ICA：Independent Component Analysis）[1]を取り入れた解析手法（以降，ICASOM）を提案する。このICASOMにより，入力データの特徴を含んだ独立成分の抽出および解析を行えるようになり，得られた情報を分類のための新たな指標とすることで上記の問題を解決した高レベルのクラスタリングを行うことが可能になると考えられる。

　ここでは，このICASOMを実際的なモデルである時空間的混合モデル，加速度脈波という生体計測信号にそれぞれ適用し，従来のSOMによるクラスタリング結果と比較することでその有効性の検証を行うことを目的とした。

10.1 加速度脈波

脈の波動は中枢から末梢にいたる血管動態に関して多くの情報を含んでいる。心臓から送り出された血流が波動として末梢に伝達されると，心拍動，血行動態，細動脈系の性状変化など生理的条件によって修正され，波形の歪みが生じる。この波形を容積脈波といい，これに 2 次微分を行うことで得られる波形が加速度脈波である。図 10.1 に容積脈波と加速度脈波の概観を示す。加速度脈波は元の容積脈波よりも起伏に富むため，変曲点による評価を行いやすいといわれている。そしてこれまでに，この加速度脈波を用いて人の健康の評価をする試みは数多くなされてきた [2]~[4]。

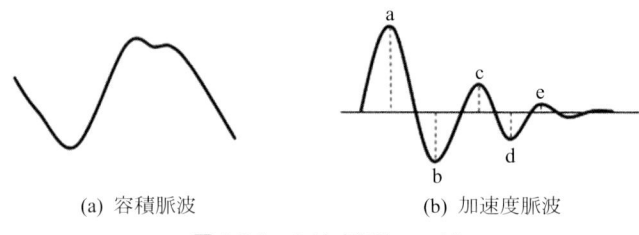

(a) 容積脈波　　(b) 加速度脈波

図 10.1　加速度脈波の一例

加速度脈波は心臓の収縮期の波形であり，図 10.1 (b) で示したように，a, b, c, d, e 波の 5 つの成分がみられる。a 波は基線より上に位置する陽性波，b 波は基線より下にくる陰性波，c 波，d 波，e 波は生体条件により陰性もしくは陽性に変化する [2]。また，a, b 波は血液の駆出による駆動波圧，つまり入射波成分を表し，c, d 波は血液が末梢で反射することによる反射波成分を表している。そしてこの加速度脈波はその変曲点の位置により，健康状態の良い A 型から，循環不全の可能性のある G 型までの 7 つの型に分類することができる [3][4]。各型における加速度脈波波形を図 10.2 に示す。このとき，健康な波形では b 波，健康状態が悪くなるにつれて d 波が最小位置をとることが特徴的である [5]。

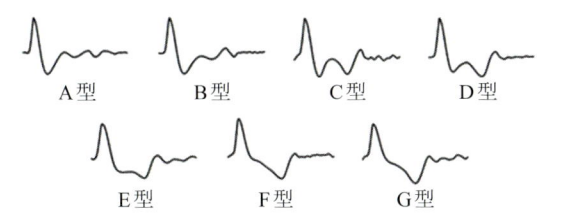

図 10.2　加速度脈波の分類（佐野・小山内法）

10.2　ICASOM の概要と解析例

10.2.1　独立成分分析の概念

　独立成分分析（ICA : Independent Component Analysis）は，図 10.3 に示すように入力されたデータを統計的に独立な信号の線形結合とみなすことで，その原信号および結合係数がともに未知である場合でも，それらを特定することができるという統計的分析手法の 1 つである。そしてこの ICA のアルゴリズムでは，一般に復元作用素によって推定された信号の独立性を評価する評価関数を用いて，復元作用素の最適化を考えている。またこの ICA は，信号源が複数あり，多点計測されたデータの解析に有効とされている。そしてその応用例としては，複数話者の音声信号の分離や生体計測信号の解析などが挙げられる。

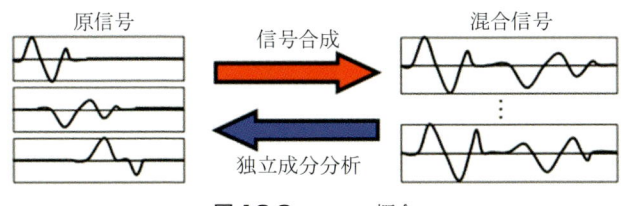

図 10.3　ICA の概念

10.2.2　ICASOM の概要

　図 10.4 に ICASOM の構成図を示す．本章で提案する ICASOM は，SOM による多次元データの視覚化に加え，入力データの内在情報の解析手段として ICA を，得られた情報の視覚化の手段としてグラフを取り入れたものである．これらを取り入れることで，図 10.4 のように入力データから特徴を含んだ独立成分の抽出と，マップ上の各ユニットを構成する独立成分の割合の表示を行うことができる．これにより，各独立成分の持つ特徴を把握できれば，入力データに内在する情報の視覚化およびその関係性の把握が可能となる．そして，これを分類のための新たな指標とすることで，従来の SOM よりも高レベルなクラスタリングが行えるようになると考えられる．

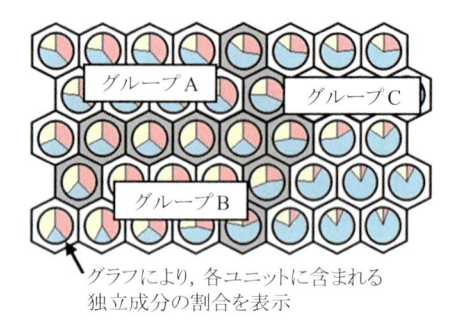

図 10.4　ICASOM の構想図

10.2.3　ICASOM の開発環境

　ここでは，ICASOM の開発環境として R を選択した．R は統計計算とグラフィックスのための言語・環境であり，データマイニングや統計処理などの分野で広く用いられている[6][7]．この R を選択した理由として，R では SOM や ICA などがパッケージ化されており，それらを関数として簡単に使用および組み合わせることができるためである．また，ICASOM との比較対象としてこの R による SOM（以下，従来 SOM）を使用した．この従来 SOM では，Mr. Torus や SOM_PAK のように色の濃淡による表現を用いず，データラベル間の距離でのみ類似度を表している．しかし，適切な学習パラメータやデータ形式を設定することで適切にクラスタリングが行えるため，ここではこれを問題としなかった．

10.2.4 時空間的混合モデルの解析

音声信号などを考える上での実際的なモデルである時空間的混合モデルを対象とし，ICASOM および従来 SOM でのクラスタリングを行い，その結果を比較することで ICASOM の有効性の検証を行った．

まず，原信号行列 $s(t)$ をサンプル点数 1024 点の三角波，正弦波で構成し，100 行 2 列の定数関数行列 $A(t)$ と周波数領域で掛け合わせることで 100 個の時空間的混合モデルを作成した．作成した時空間的混合モデルの一例とその作成手順を図 10.5 に示す．

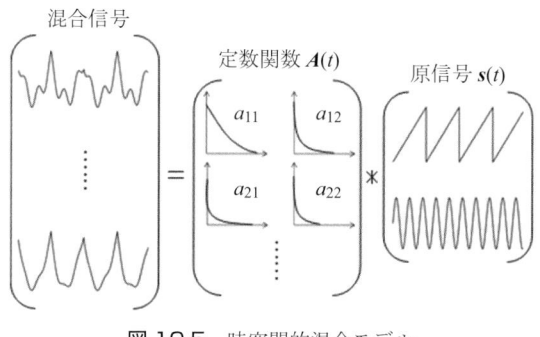

図 10.5 時空間的混合モデル

図 10.5 の左辺の時空間的混合モデルを従来 SOM に入力し，得られたマップを図 10.6 に示す．図 10.6 では，データ間の偏りにより左側のグループを切り出すことができる．しかし，これ以外の部分については偏りがないため，これ以上分けることは難しいといえる．

次に，ICASOM に時空間的混合モデルを入力し，解析を行った．ICASOM により抽出された時空間的混合モデルの独立成分を図 10.7 に示す．図 10.7 の 2 つの独立成分を図 10.5 の右辺の原信号と比較すると，正負の反転および多少の歪みはあるが，図 10.7 (a) は原信号の三角波成分，図 10.7 (b) は正弦波成分を特徴として抽出できており，時空間的混合モデルに対する ICA は有効であるといえる．また，ICASOM により得られた時空間的混合モデルのマップを図 10.8 に示す．図 10.8 のマップでは，下部は図 10.7 (a) の三角波成分，上部

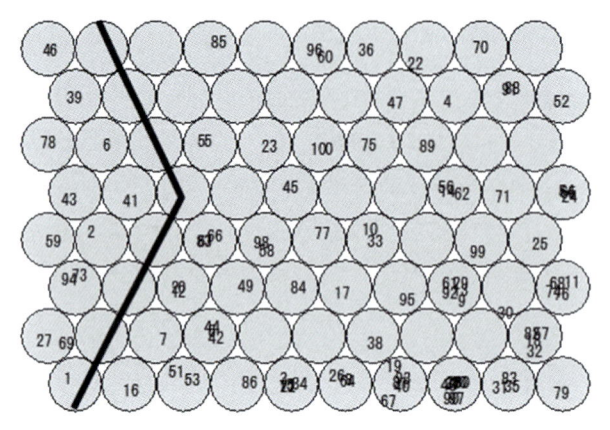

図 10.6　従来 SOM による時空間的混合モデルマップ
（マップサイズ：10×8，学習率係数：0.05，学習回数：400）

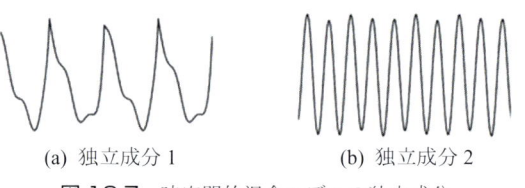

(a) 独立成分 1　　　　　　(b) 独立成分 2

図 10.7　時空間的混合モデルの独立成分

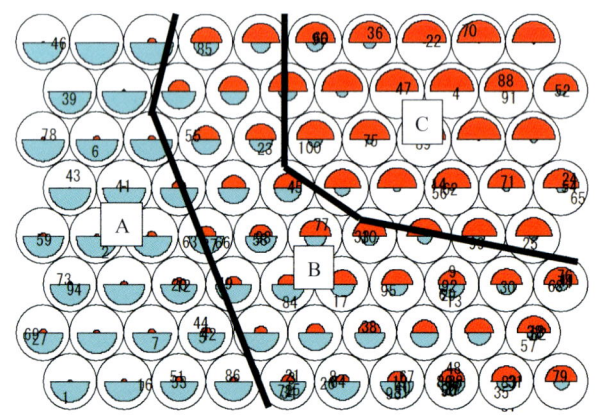

図 10.8　ICASOM による時空間的混合モデルマップ
（マップサイズ：10×8，学習率係数：0.05，学習回数：400）

は図 10.7 (b) の正弦波成分を示している．これにより，ICASOM では三角波成分の強いグループ A，2 つの成分が同程度で混合されているグループ B，正弦波成分のグループ C の 3 つに分けることができる．このことから，図 10.6 で得られた左側のグループは正弦波成分が支配的という特徴を持つグループであったことがわかる．また C について見ると，同じグループ内であっても A 側から B 側へ移行するにしたがって独立成分の割合が段階的に変化している．これにより，同じグループ内のデータ位置の違いを評価することが可能であるといえる．

以上のことより，ICASOM は時空間的に混合された信号に対しても有効であり，従来 SOM よりも高レベルなクラスタリングが可能であることを実証できた．

10.2.5 加速度脈波の解析

次に，混合過程および原信号が未知の混合信号である加速度脈波を対象とし，ICASOM により解析を行った．そして，ICASOM により得られたマップと成分を比較することで，健康状態の良いグループと循環不全の可能性のあるグループの間で増減する成分，つまり加速度脈波に内在する健康成分あるいは循環不全成分などの情報を抽出し，新たな健康評価の指標を得ることを目指した．このとき，ICA には観測信号が多点で同時に観測されるものに対して有効であるという条件があるが，加速度脈波で複数の型の波形が同時に計測されるという状況は実際には起こりえない．しかし，波形を 1 周期に限定し，変曲点の位置を合わせることで，複数の原信号が空間的に混合され図 10.2 のような波形ができたものと仮定し，ICA の適用は可能であるとした．

加速度脈波は連続データとして測定される．そこで，ここでは加速度脈波への前処理として，連続した測定データを 1 周期ごとに分割し，変曲点の位置を合わせる．さらにサンプル点数を 150 点に調整し，振幅を a 波で正規化するという処理を行った．また，解析対象として上記の前処理を行った A, B, E, F 型（各サンプル数 20 個，合計 80 個）を使用した．また，加速度脈波から抽出すべき独立成分の数は未知であるため，独立成分の初期値を 2 とし，順に増や

していくことで，分割数が少ない場合と多い場合とで変化しない成分，あるいは得られたすべてのグループを十分に説明できる情報を持つ成分，つまり加速度脈波に内在する有意な成分を見つけることを目指した．

加速度脈波を ICASOM に入力し，抽出する独立成分数を 2 つとすることで得られた独立成分を図 10.9，マップを図 10.10 にそれぞれ示す．図 10.10 において，グラフの下部は図 10.9 (a)，上部は図 10.9 (b) と対応している．図 10.10 より，加速度脈波は ICASOM によって 5 つのグループに分けることができ，左側は健康状態の良い A，B 型，右側は循環不全の可能性がある E，F 型となっていることがわかる．しかしこのとき，E 型の波形が 2 つ（E_1，E_2）に分かれている．この理由として，それぞれの E 型のグループで支配的となる成分が異なっていることが考えられるため，これを説明できる成分が得られるまで抽出する成分数を変更する必要があると考えられる．また図 10.10 のマップ上の

(a) 独立成分 1　　　　　(b) 独立成分 2

図 10.9　加速度脈波の独立成分（成分数：2）

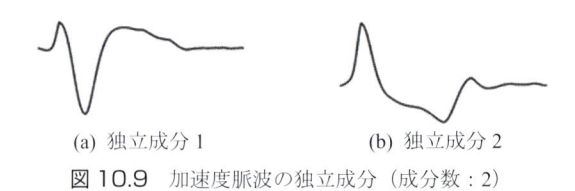

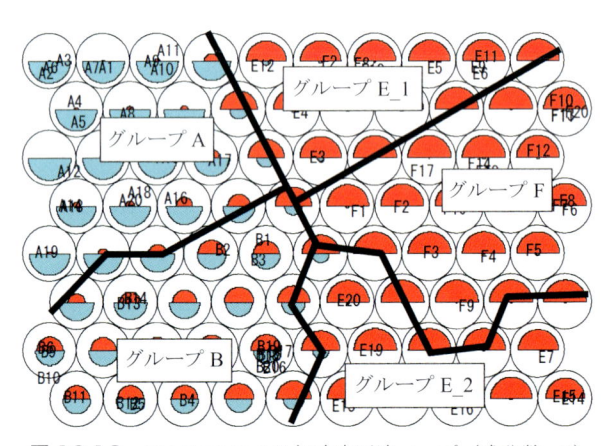

図 10.10　ICASOM による加速度脈波マップ（成分数：2）
（マップサイズ：10×8，学習率係数：0.05，学習回数：400）

グラフより，健康状態の良い A 型から B，E，F 型と移行するにしたがって図 10.9 (a) の成分の割合が減り，循環不全の可能性がある E，F 型になると図 10.9 (b) の成分の割合が非常に強くなるといえる．このことより，図 10.9 (a) は健康成分，図 10.9 (b) は循環不全成分を表していると推測される．また，これらの変曲点の位置および形状より，図 10.9 (a) は b 波と等しい位置で最小をとる入射波成分を表しており，図 10.9 (b) は F 型と相似形となっているといえる．

まとめ

従来の SOM では，分類結果の正しい評価を行うため，別の解析方法による解析を別途行わなければならないという問題点があった．そこで本章では，これを解決するため従来の SOM に ICA を取り入れた ICASOM を提案した．そしてこれを実際的なモデルである時空間的混合モデルに適用し，従来の SOM によるクラスタリング結果と比較することで，ICASOM は従来の SOM よりも高レベルなクラスタリングが可能であることを示すことができた．また，加速度脈波という生体計測信号に適用することで，加速度脈波に内在する健康成分，循環不全成分という有意な成分を抽出することができ，ICASOM の有効性を示すことができた．

参考文献

[1] 村田昇：入門 独立成分分析，東京電機大学出版局，2005.
[2] 徳高平蔵・大北正昭・藤村喜久郎：自己組織化マップとその応用，シュプリンガー・ジャパン，2007.
[3] 佐野祐司・小山内博ほか：加速度脈波による血液循環の評価とその応用，労働科学，61(3)，pp.129–143，1985.
[4] 佐野祐司・小山内博ほか：加速度脈波による血液循環の評価とその応用（第 2 報）―波形定量化の試み―，体力研究，68，pp.17–25，1988.
[5] 高田晴子・鷲野嘉映ほか：加速度脈波と血管年齢，教育医学，第 43 巻，第 4 号，pp.353–359，1998.
[6] 熊谷悦生・舟尾暢男：R で学ぶデータマイニング I データ解析編，オーム社，2008.
[7] 金明哲：R によるデータサイエンス，森北出版，2009.

第3編

さまざまな応用例

第 11 章

人間ドック健診結果の可視化と活用

11.1 現状の人間ドック健診

　人間ドックの健診を受けると，図 11.1 のような結果表を入手できる。

　この表は一例で，健診報告様式は施設によって違いがあるが，そのほとんどはコンピュータから直接アウトプットされた検査数値表である。この表では，

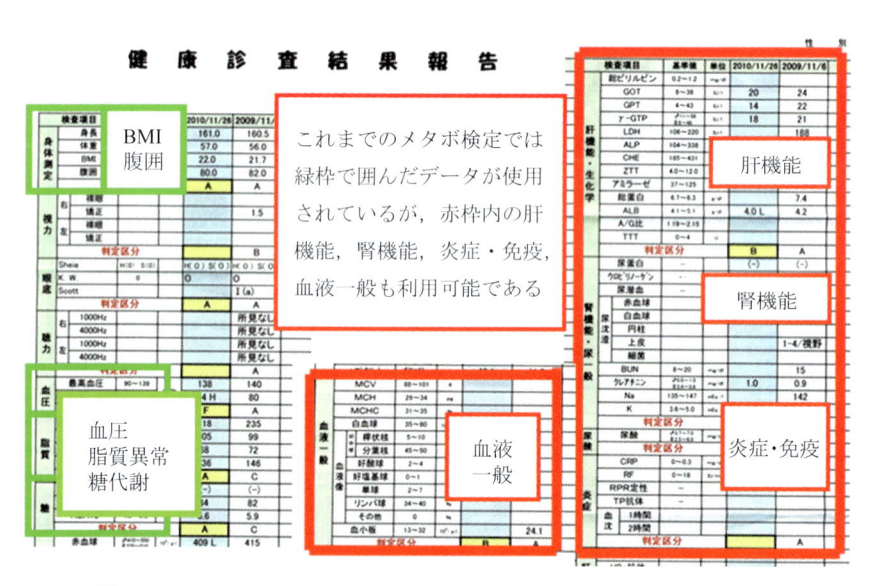

図 11.1　人間ドック受診結果表。受診後，ほぼ 1 か月遅れで郵送される

測定されたデータが記されている。そして，学会で決められた基準値を基に基準値からの離れ具合でA（異常なし），B（少し異常だが日常生活には問題なし），C（経過観察），D（治療または精密再検査必要）と各項目毎に判定されている。ここでは，データをもっと見やすく整理・活用しようということから下記の方法を提案する。まず，図11.1の表において，緑枠で囲んだデータは，いままでのメタボ検定に使用した。今回使用する（血液一般，肝機能，腎機能，炎症・免疫関係の）データを赤枠で示す。[1]〜[4]

11.2 SOMを利用した健診結果の可視化

11.2.1 スコア（点数）マップおよび要素マップでの可視化

すでに開発した「ドクターメタボ」（メタボリックシンドローム（MS）判定ツール）でのメタボ度を点数で以下のように評価した。

領域Ⅰ：非MS領域（0＜点数＜20），"DM正常域"
領域Ⅱ：MS境界域（20≦点数＜40），"DM境界域"
領域Ⅲ：MS相当域（40≦点数＜60），"DM異常域"
領域Ⅳ：MS危険域（60≦点数≦100），"DM警戒域"

MS点数マップでは上記4領域が灰色の濃さを変えて表示されている。当該の方法では0〜19を正常域，20以上をMS該当と設定した。領域Ⅱ，Ⅲは"未病域"に当たると考えられる。また，上記で非MS領域〜MS危険域は，MSの従来判定にならい各状態の悪化度を目安として表記したものである。このようにして本法では被験者のデータが未病域を考慮して段階的に判定され，既存の方法のように基準値を超えたら直ちにMSであるとは判別しない。以下に当該方法をマップで表示する。図11.2は上記4領域をマップ化したものである。また，図11.3は，メタボを構成するそれぞれの要素がどのような関係にあるかがわかる。

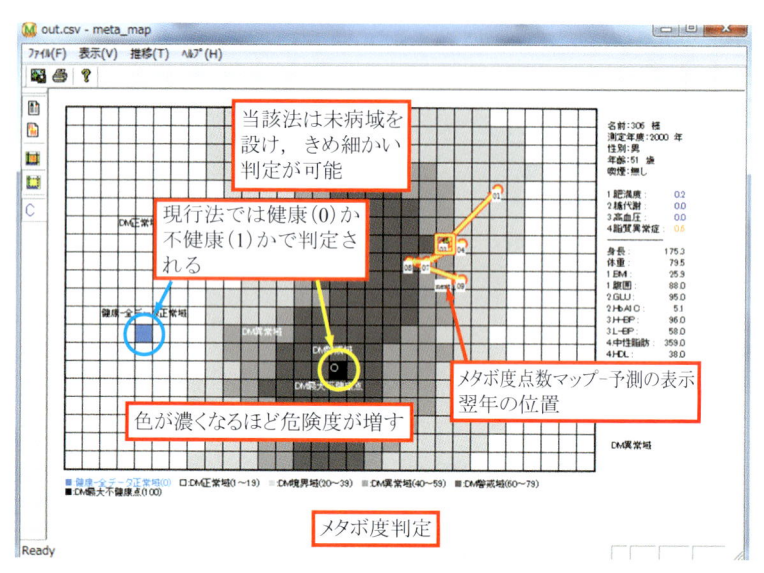

図 11.2 メタボ度判定における点数マップ。現行法では基準値内であれば非メタボの 0, 基準値を少しでも超えていれば 1 のメタボと判定する。この図では，未病域を設定するため，悪化すると徐々にデータがメタボ度 1 に向かって移動する

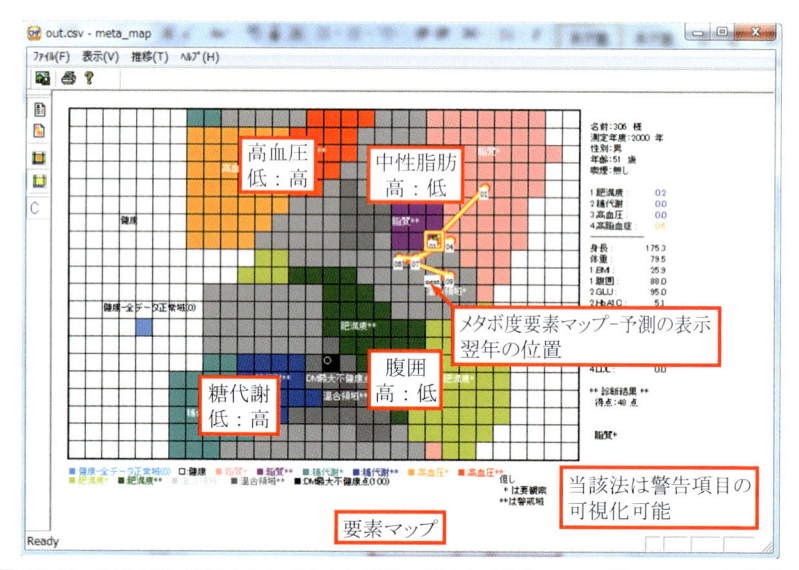

図 11.3 当該方法では図 11.2 で「メタボ度」が判定できた。この図では，この被験者は脂質異常から肥満も含めた総合メタボに移動していることがわかる

11.2.2　人間ドックデータの可視化判定ツールの作成

　ここでは，前節に述べたメタボ解析の方法を図11.1の赤枠の部分を含めて画像データ以外の数値データを以下の6分野にまとめた。①メタボ判定（既述），②糖代謝，③肝機能，④腎機能，⑤血液一般，⑥免疫・炎症になる。これらを判定する入力データ形式を図11.4に示す。

	A	B	C	D	E	F	G	H	I	J	K	L	M	N	O	P	Q
1						Drメタボ，Dr糖代謝						Drメタボ					
2	受診日	名前	年齢	性	喫煙	身長	体重	BMI	腹囲	血糖	HbA1c	最高血圧	最低血圧	TG	HDL-C	TC	LDL-C
3	20050324	3_THSK	69	1	0	176.9	78.7	25.1	96.1	153	8.2	126	79	117	70	210	127
4	20060323	3_THSK	69	1	0	176.9	79.1	25.3	95	181	7.9	121	75	130	67	247	157
5	20080325	3_THSK	72	1	0	176.4	76.9	24.7	94.8	151	7.6	135	81	100	67	221	144
6	20090324	3_THSK	73	1	0	176.5	76.7	24.6	93.8	185	7.8	121	72	87	53	201	128
7	20100324	3_THSK	74	1	0	176.4	74.6	24	93	160	8	116	68	106	57	243	166
8						1	2	3	4	5	6	7	8	9	10	11	12
9																	
10			男1	喫1		糖代謝						糖代謝					
11			女0	無0								メタボ					
12												合わせてメタボ解析					

	R	S	T	U	V	W	X	Y	Z	AA	AB	AC	AD	AE	AF	AG	AH	AI	AJ	AK
	Dr肝機能					Dr腎機能					Dr血液一般					Dr炎症・免疫				
	LDH	γ-GTP	AST	ALT	PLT	年齢	尿蛋白	CRE	BUN	尿酸	RBC	PLT	HGB	HCT	WBC	WBC	CRP	好中球	リンパ球	LDL-C/HDL-C
	189	99	71	85	14.9	69 −	0.9	8	4.0	504	14.9	16.2	48.9	8.21	8.21	0.14	42	48.4	1.81	
	184	75	43	52	14.1	69 +−	1	12.4	5.7	497	14.1	16.5	47.6	8.3	8.3	0.14	47.1	42.3	2.34	
	183	78	38	54	16.4	72 −	1	12.6	5	487	16.4	15.5	44.1	7.7	7.7	0.06	42.2	48.9	2.15	
	188	83	75	134	18.9	73 2+	1.2	16.3	4.9	453	18.9	14.6	41.9	8.15	8.15	8.94	50.5	38.5	2.42	
	161	67	50	53	17	74 +−	1.2	15.6	5.6	465	17	14.3	42.9	7.85	7.85	0.15	47.5	43.8	2.91	
	13	14	15	16	17															
	肝機能					腎機能					血液一般					炎症・免疫				

図11.4　生活習慣病関係6分野判定ツール用の入力データ形式例

　メタボ解析で使用したSOMツール解析法を上の6分野解析にも応用する。解析結果は視覚的に表示でき，かつ，臓器別，機能別に検査異常を系統的に把握できる。また，これら6分野の健診項目は画像を除く通常の人間ドック・健診検査範囲をほぼ全域カバーしている。こうして，パソコン上で個々の検査データの判定と，被験者との対面型保健支援がどこでも同時に可能となる。健診データの継続的かつきめ細かな健康度評価が担保され，現場における被験者への「動機づけ」支援が強化されて，個別保健指導効果が一層高まることが期待される。

　図11.4の入力ファイルでは，F〜AK列がメタボ健診用の入力データである。以下，肝機能，腎機能，血液一般，炎症・免疫の項目の検査値が受診日順に続く。

図 11.5 に，図 11.3 の結果を応用して開発した生活習慣病関連 6 機能項目の診断ツールの画面を示す．ドクターメタボでは MS 度を点数で評価したが，これと同様の考え方を各 6 分野判定機能にも応用し，図 11.6 に示すように六角座標に整理した．さらに六角座標表示で囲まれた面積の重心位置も表示した．重心の表示は 6 分野検査の偏りを観るためのものであり，データによっては必ずしも特徴的に示されない場合もあるが，10～20 年以上の長期間の人間ドック・健診データの観察において，個人内変動の傾向を的確に把握するためには有用であると考えられる．このような観察スパンの長いデータ利用は，従来の健診システムにはない考え方である．

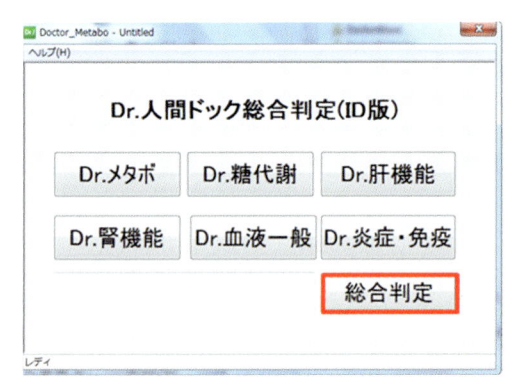

図 11.5 生活習慣病関係 6 分野機能項目の診断ツールの入り口画面．赤枠の総合判定から入ると，図 11.6 のレーダーチャートに移る

　図 11.6 の各出力値は六角形の各軸に示されている．同図の各軸の頂点の不健康点数（スコア）値は最大 100 点で，中心は 0 点（全データ正常域）である．被験者の 2010 年の出力結果が図 11.6 に示され，メタボから右回りで 21, 0, 21, 0, 55, 7 点である．この 6 点の重心は図中，赤丸で示される．重心位置の経年変化は図 11.7 に示す．

　ある年の 6 分野健診結果の変化は六角座標でわかりやすいが，経年では重なり合って表示しにくい．そこで六角座標の各点数を経年で縦軸に表示することを試みた．結果を図 11.8 に示す．このようにして総合的な健康診断の判定結果を時系列に俯瞰できる．

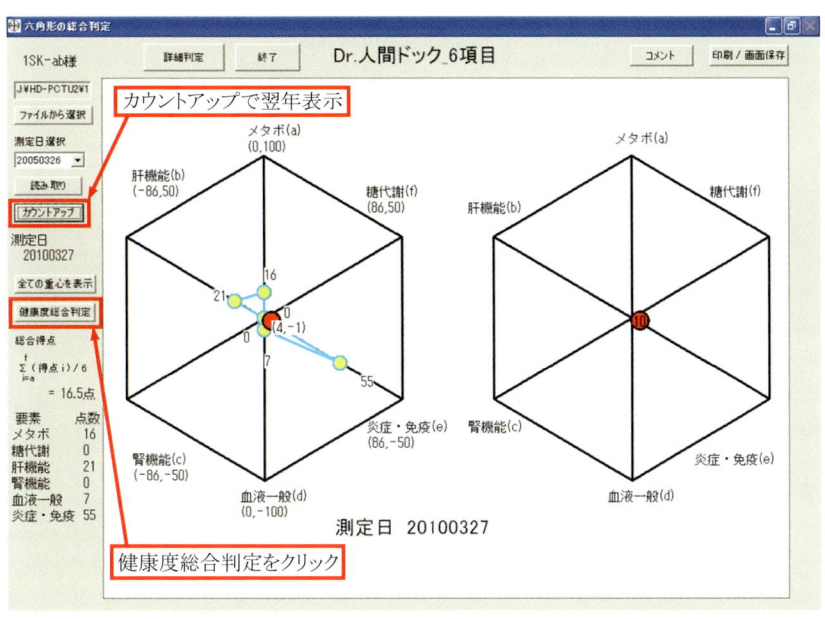

第 11 章　人間ドック健診結果の可視化と活用　　107

図 11.6　生活習慣病関係 6 分野項目判定六角座標の表示。全 6 分野点数の平均値は図中左下に示す。右図の赤丸は重心位置を示す

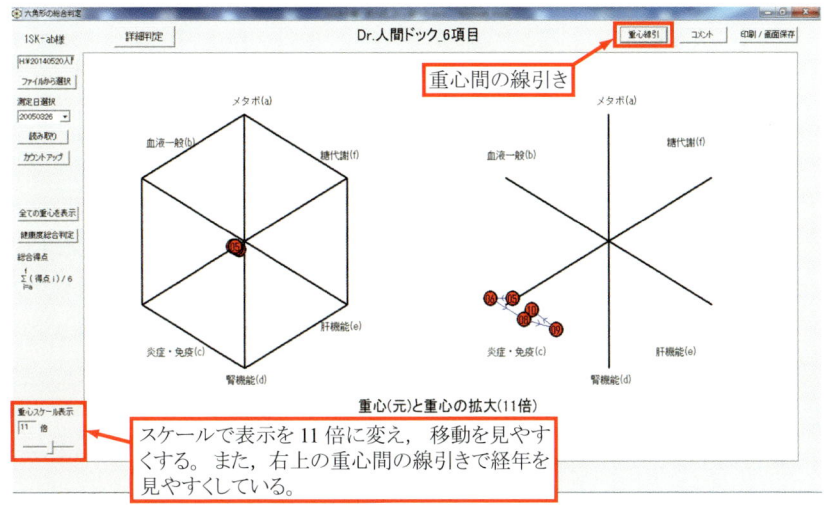

図 11.7　重心位置の経年変化。右図は拡大図。赤枠スケールで任意に見やすく拡大可能。重心間の線引きで経年が矢印線で結ばれている。円内の数字は年

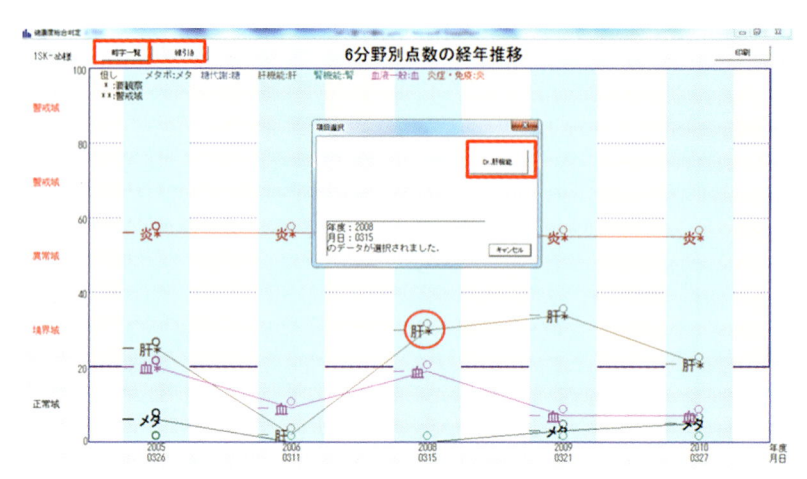

図 11.8　被験者の5年間の項目別得点の総合推移グラフ．全データが正常域にある項目はグラフに表示されず，点数が20点以上の項目に＊，＊＊マークが付く．たとえば2008年の赤丸の中の黒丸をクリックすると，「項目選択」ウインドウが出る．赤枠の「Dr. 肝機能」をクリックすると該当するメニューが出る．この図では，20点以上（境界域以上）に薄く色を付けた

　この例では，炎，メタ，肝，血（いずれも略号）に異常値の変化が出ている．健康スコアが20～60の範囲では＊，60以上では＊＊の警戒域マークが出る．個々の異常，たとえば肝機能の内容を調べたい場合には，図11.8の赤丸の中の黒丸をクリックする．そうすると図中に「項目選択」ウインドウが現れる．そこで赤枠の「肝機能」ボタンを押すと，「Dr. 肝機能」画面が出る．そこには図11.8でクリックした2008年のデータが入力されている．この年のマップは「データ入力完了」から見ることができるが，経年変化はその下の「健診データ取出し」から，肝機能点数マップと要素マップとを検討することができる．すなわち，図11.8の画面から入って，該当の詳細データをすぐさま参照できる．詳細は文献[5]に譲るが，肝機能の要素マップの経年変化を図11.9に示す．点数（スコア）マップのほうは，同図の黄線と同じ軌跡を示す．この点数（スコア）の経年変化は図11.10に示す．

　また，図11.6, 11.7のレーダーチャートから上部の「詳細判定」ボタンをクリックすると，図11.5が現れ，気になる項目を選ぶことで上記と同様の操作ができる．

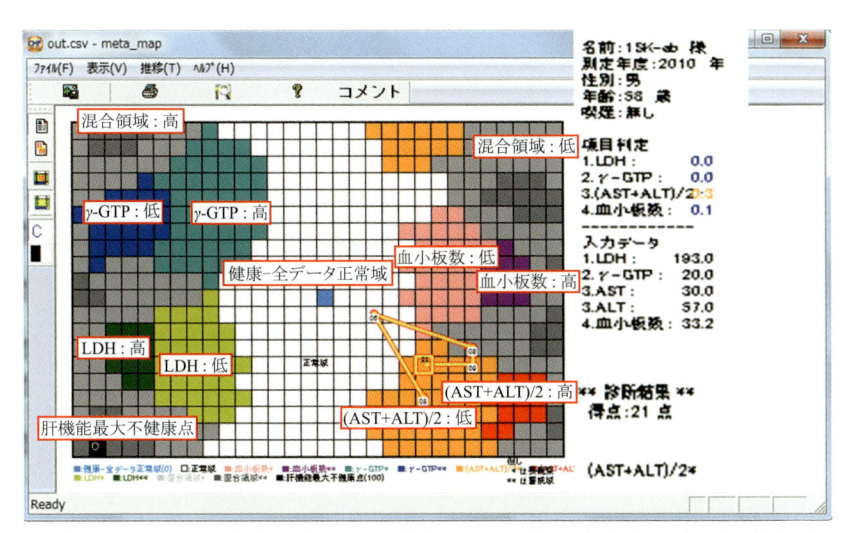

第 11 章　人間ドック健診結果の可視化と活用　　109

図 11.9　図 11.8 の操作で得られた肝機能要素マップでの経年変化（図中，黄色折れ線）。右側には，黄色□枠の 2010 年の入力データと判定結果を示す

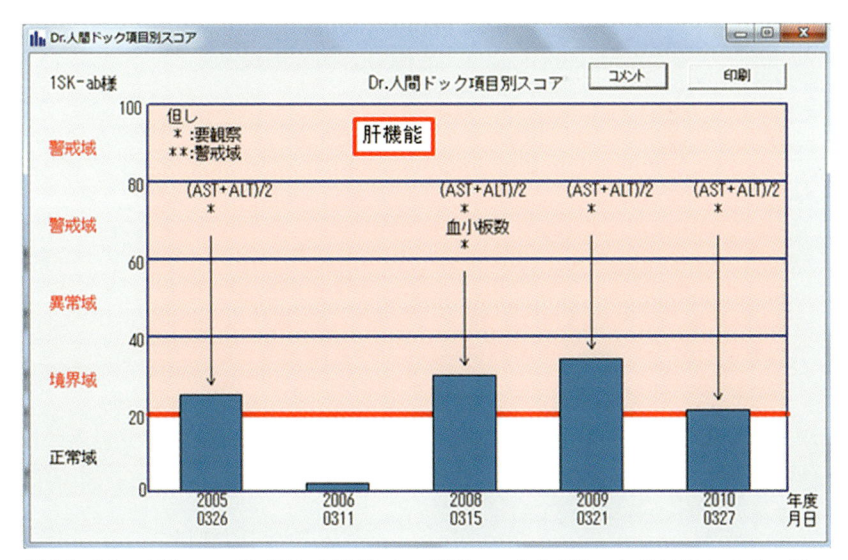

図 11.10　点数マップを経年で表示した。当然のことながら，結果は図 11.8 中の肝の変化と同じである。この図で，20 点以上（境界域以上）には薄く色を付けた。コメントボタンを押すことにより，原因項目が矢印でわかる

11.3 健診結果の理解にコメント文を挿入

要素マップ上の判定位置での判定コメント文を挿入できる機能を付加した。実行画面の例を図 11.11 に示す。

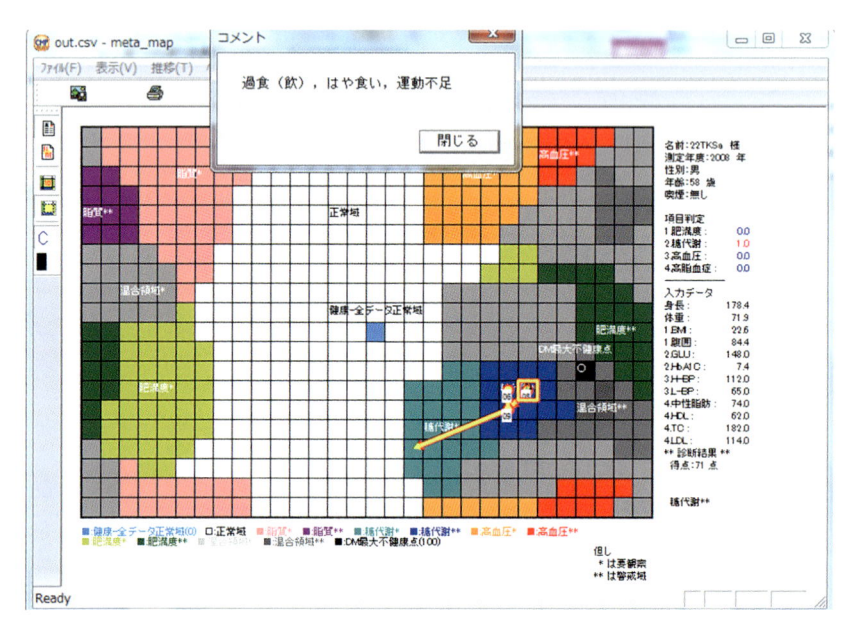

図 11.11 上段の「コメント」をクリックするとマップ上の黄色枠の入力データと判定データに相当するコメント文が別ウインドウに現れる（この例はメタボ判定の場合である）

まとめ

既存の MS 判定ツールが現行勧告法[6]での「見積もり過ぎ」や「見落とし」を回避できることが検証されたことから，この利点を踏襲し，基準範囲の外側に未病域を設定して基準値上限を超えるデータに定量的な差を付けて異常度を評価する方法を考案し，人間ドック・健診全般の 6 分野の検査項目にツールを拡張した。

6分野のデータ解析の判定結果をスコア化して正六角形レーダーチャート上に表示し，総合的，目視的に容易にデータ内容を把握できるようにした．また，6分野検査値の重心推移を図示し，健診結果の経年変化を総合的に表示する総合健康診断グラフを作成した．このことにより，人間ドック・健診成績を単に数値表として眺めるだけではなく，個人の健康動向を目視的かつ総合的に把握してさらなる健康増進に努めようという動機づけが容易になったと考えられる．重心の経時的移動の観察は，個人の健康動態の変化を総合的かつ長期的に推定し，より的確な未病予防を行う上で有用と思われる．このような観察スパンの長い健診データの表示・評価は，従来の健診システムには見られない健診データの有効活用と考えられる．本提案ツールでは，個々のパソコン上で検査データの動向検索や総合判定が実施され，さらに重点的に必要な画面に切り替えて異常をチェックすることができる．

　こうして，健診データの継続的かつきめ細かな健康度評価が担保され，加えてパソコン画面を共有する対面型の保健支援が同時に可能となるため，面接現場における積極的な個別保健指導の効果が高まることが期待できる．

参考文献

[1] 徳高平蔵，加瀬澤信彦：メタボリック・シンドローム健診データにおける自己組織化マップ（SOM）による判別能の検討，総合健診，Vol.37, No.3, pp.389–397, 2010.
[2] 加瀬澤信彦，遠山和成，中村求，広田こずえ，森下知代，徳高平蔵：総合健診・保健支援におけるメタボリック・シンドローム評価ツールとしての自己組織化マップ（SOM）の有用性，総合健診，Vol.38, No.5, pp.574–583, 2011.
[3] H. TOKUTAKA, M. OHKITA, N. KASEZAWA, M. OHKI：Verification of Metabolic Syndrome Checkup Data with a Self-Organizing Map (SOM): Towards a Simple Judging Too, WSOM2012, December, Chile.
[4] http://www.somj.com
[5] 大北正昭，徳高平蔵，加瀬澤信彦，権田英功：人間ドック総合保健指導支援ツール「Dr 人間ドック」の作成と評価，The proceeding of 30th Fuzzy System Symposium, Kochi, September 1–3, 2014.
[6] メタボリックシンドローム診断基準検討委員会：メタボリックシンドロームの定義と診断基準，日本内科学会誌，Vol.94, pp.188–213, 2005.

第12章

「Dr. 人間ドック」ツールの肝機能検査への応用

　人間ドックで発見される肝機能検査関係の高頻度の所見は，高 γ-GTP，肝機能障害，脂肪肝である[1]。その大部分は，日常の飲酒習慣によるものと，肥満やメタボリックシンドロームなどに関係する内容となっている。生活習慣病の増加とともに比較的若年者の脂肪肝も年々増加傾向がみられる。重篤な肝硬変など顕著な症例は通常の人間ドック・健診では出現頻度が高くはないが，長寿高齢化社会に伴い慢性化した肝炎，肝硬変などの線維化の進展や肝炎ウイルスキャリアの動向変化について，今後はさらに詳しく，経過的に個人の健康度をチェックする必要がある。「Dr. 人間ドック」ツール[1][2]の有効利用を鑑み，観察しえた症例を報告する。

12.1　健診結果から「肝機能障害」と診断された男性 1066 症例のマップ図

　図 12.1 は，総合健診により肝機能障害と診断された男性 1066 例について，飲酒とメタボリックシンドローム・脂肪肝の有無別に分けてそれぞれ比較した肝機能要素マップである。

　マップの観察から，現状の健診で肝機能障害と診断された内容が以下のように分析される。①飲酒によって明らかな増加が見られる（対照に比べて非メタボで 2.4 倍，メタボ該当者では 4.4 倍の増加率を示す），②メタボ単独でも増加する（非飲酒者 1.9 倍，飲酒者 1.1 倍），③飲酒やメタボによってマップでは要素単独ではなく複合域での異常者が増加している，④マップでは「正常域」に

判別される少数例が見られる。

　この成績から，本ツールマップの特徴が見えてくる。すなわち，飲酒の有無に関係するだけでなく，AST，ALT，γ-GTP，LDH および PLT の各肝機能マーカーに総合的に関与してマップが形成されるために，肝機能状態をより適切に判断する期待が持たれる。さらに経過を観察する時間軸も重要である。

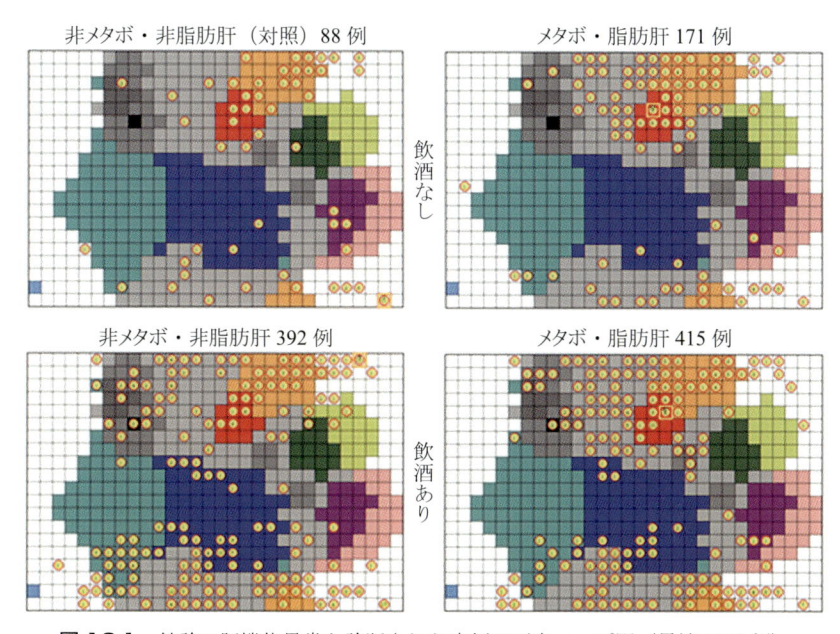

図 12.1　健診で肝機能異常と診断された症例の要素マップ図（男性 1066 例）

12.2　肝機能検査データの重症度評価における留意点

　肝機能検査値を評価する際の留意点としては，肝炎マーカーである AST，ALT など肝逸脱酵素の血中活性値の大小が肝炎の慢性化や重症度を必ずしも反映せず，肝の線維化が進展した状態ではむしろ酵素活性値が低下して数値が見かけ上，正常化するという問題が起こる。健診では，肝の予備能力を検知する判断が望まれるため，これら肝炎マーカー値のみの診断には限界があ

る[3]。

　この課題を克服するため，本ツールでは PLT（血小板数）の減少が線維化指標としてツールに組み込まれている。すなわち，肝炎や肝硬変などで肝の線維化が進むと，血小板の産生量が減り，もしくは血小板が脾臓で破壊されて数値が下がる[4][5]。この効果について以下の事例により検証する。

症例 A：健診で肝硬変と診断された肝機能の動態マップ

　図 12.2 は，日常的多量飲酒者継続受診者の長期観察から肝硬変が指摘された肝機能マップである。特徴的なことは，ある時期（停留期）から自ら酒を飲まなくなり，同時に個人の肝機能マップ動態が異常域の複合領域（灰色部分）に長期間停留するように観察される。PLT が減少したためである。スコア推移グラフ（図 12.3）でも，特徴のあるスコアパターンが示されている。

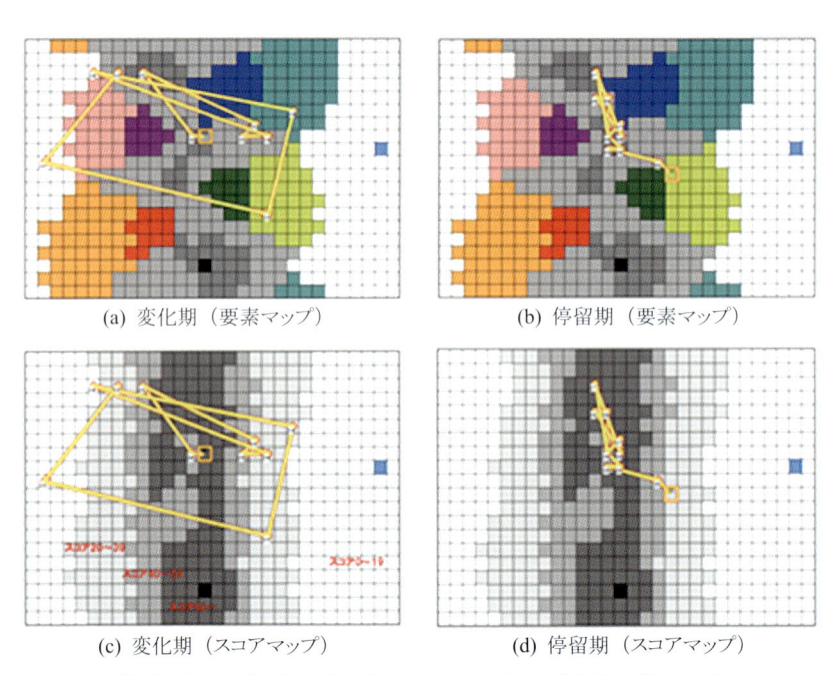

(a) 変化期（要素マップ）　　(b) 停留期（要素マップ）

(c) 変化期（スコアマップ）　　(d) 停留期（スコアマップ）

図 12.2　健診で肝硬変と診断された症例の長期観察動態マップ

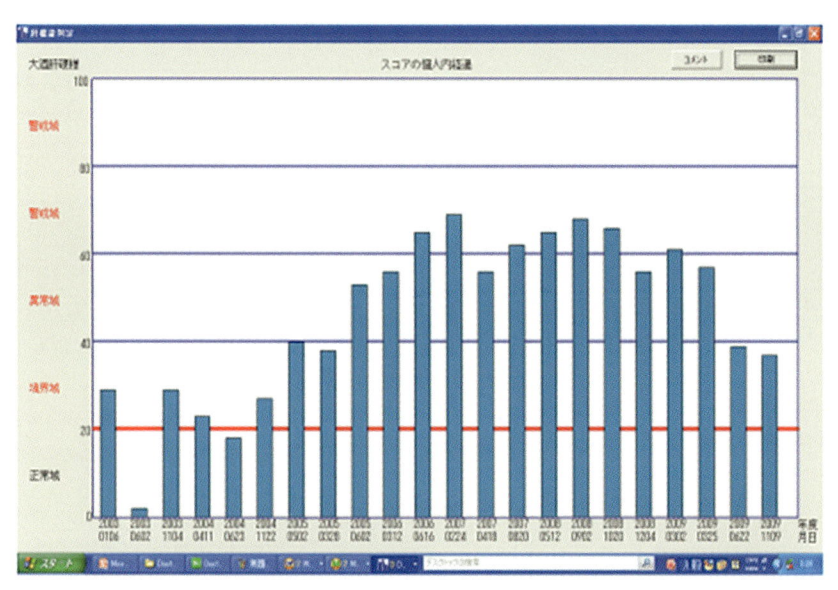

図 12.3 スコア推移グラフにおける肝硬変と指摘された多量飲酒者の動態。スコア 60 付近で長らく停留した後，下降を始めた。後に生検により肝硬変が確認された

症例 B：肝機能悪化例

表 12.1 および図 12.4 は肝機能悪化の一例である。マップ上の最悪点（黒色）に向かって，データの推移が観察される。

表 12.1 肝機能悪化例のデータ推移。表中，赤字は基準値以上，青字は基準値以下

受診日	名前	年齢	LDH	γ-GTP	AST	ALT	PLT
20061216	78979	51	188	29	29	12	23.3
20071210	78979	52	176	39	23	19	18.8
20081130	78979	53	168	36	19	18	18.4
20091107	78979	54	175	194	28	48	14.6
20110105	78979	55	172	163	35	36	15.7
20111006	78979	56	192	121	21	20	14.1
20121013	78979	57	180	186	46	62	12.7
20131012	78979	58	217	111	31	35	14.4

(a) 要素マップ　　　　　　　　(b) スコアマップ

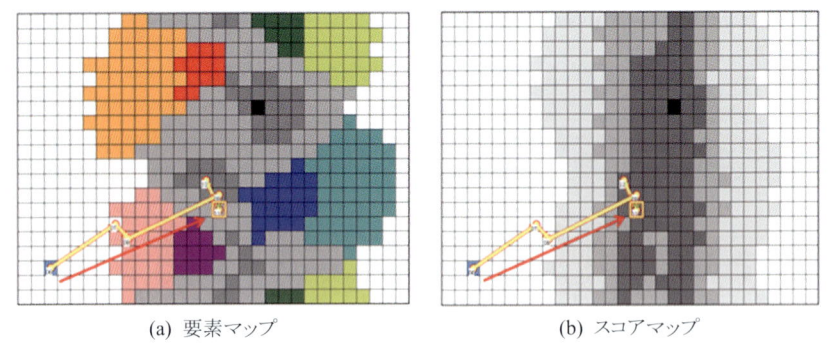

図 12.4　肝機能悪化例のマップ

症例 C：14 年間の常習飲酒者の肝機能成績

　常習飲酒者の変動成績を表 12.2 および図 12.5，図 12.6 に示す。日常の健診でよく見られる例である。飲酒量が少しずつ増加するにつれて，マップ上の変動域が大きくなってきたことが観察される。現在の健康状態はとくに悪くはないが，今後の経過観察が必要と考えられる。

表 12.2　常習飲酒者の肝機能成績。表中，赤字は基準値以上，青字は基準値以下

受診日	年齢	LDH	γ-GTP	AST	ALT	PLT	CRP	飲酒	肝機能判定
19940806	68	169	64	32	21		0.14	W3少	B
19950826	69	170	39	25	18		0.02	無	A
19960917	70	195	47	32	19		0.03	W3少	A
19970922	71	183	45	36	22		0.12	W3少	B
19980904	72	155	40	21	16		0.14	W3少	A
19990909	73	165	42	31	21		0.17	W3少	A
20000918	74	179	47	35	19		0.08	W3少	B
20010830	75	182	35	30	17		0.05	無	A
20050920	79	171	62	30	21	16.5	0.10	W7少	B
20060620	80	186	60	31	20	18.8	0.11	W7少	B
20070925	81	186	59	34	22	18.2	0.03	W7中	B
20080925	82	190	71	37	26	25.3	0.04	W7中	B
20090925	83	182	53	32	24	20.8	0.03	W7中	A
20100924	84	183	48	29	21	18.9	0.02	W7中	A

肝機能判定：A＝異常なし，B＝軽度異常

(a) 要素マップ　　　　　　　　　　　(b) スコアマップ

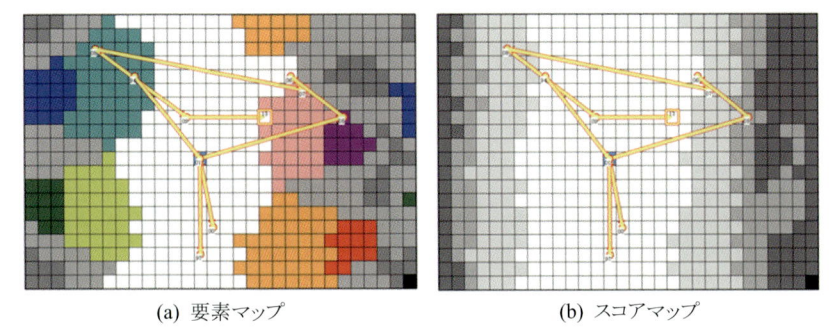

図 12.5　常習飲酒者の肝機能成績（14 年間の継続受診者の軌跡，常習飲酒者少量/週 2 日）

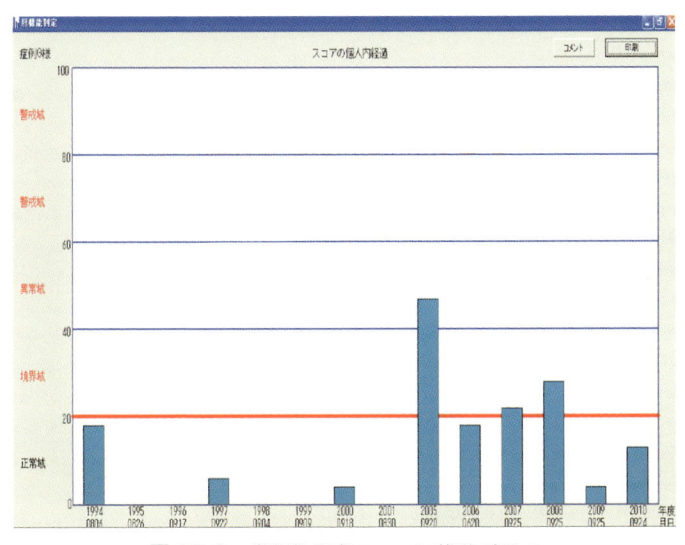

図 12.6　常習飲酒者のスコア推移グラフ
（14 年間の継続受診者の軌跡，常習飲酒者少量/週 2 日）

症例 D：飲酒量によるマップ変動の例

　この症例は，営業担当として普段飲酒の機会が多く，自分の肝機能検査値を気にして毎年飲酒量を変えている人のデータである．スコアマップの変動と肝機能マーカーが並行して動いている点が興味深い（表 12.3，図 12.7）．

表12.3 飲酒量によるマップ変動。表中，赤字は基準値以上，青字は基準値以下

日付	飲酒量	年齢	LDH	γ-GTP	AST	ALT	PLT
20070107	週5中量	46	142	38	15	59	19.7
20071118	毎日中量	47	151	46	19	65	16.8
20080928	週1少量	47	150	36	16	48	18.8
20090927	週3中量	48	151	43	22	68	20.9
20100926	毎日中量	49	138	68	24	91	17.6
20110707	毎日中量	50	188	70	36	118	18.4
20120930	週5中量	51	172	50	26	83	19.6
20131020	毎日中量	52	183	76	26	110	20.4

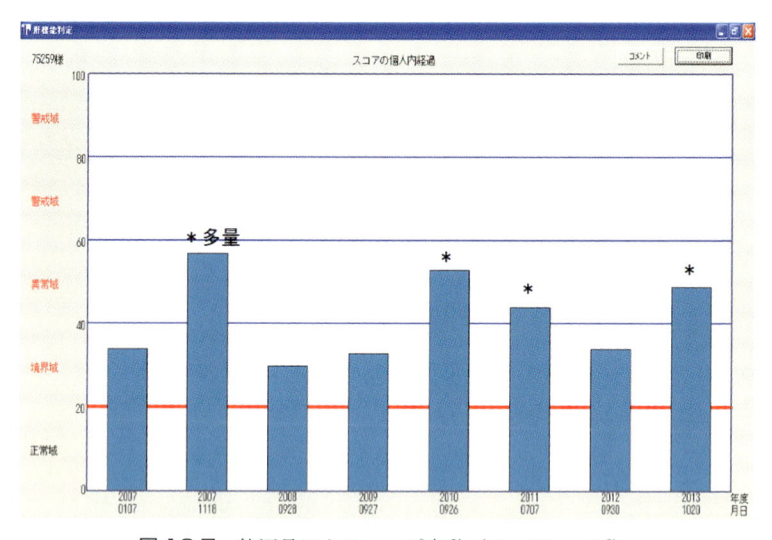

図12.7 飲酒量によるマップ変動（スコアマップ）

まとめ

慢性肝炎の線維化の状態および肝の耐容力の推定把握は，個別にマップの動向を継続的観察することによって一定の評価が可能であり，総合的な人間ドック・健診の肝機能健康管理に「Dr. 人間ドック」ツールは有用であると考えられる。肝機能スコアマップでは肝障害の程度を総合的に数値化して経過管理に

利用しうる点が，保健支援の場において生活指導の実益性を与えるものと期待される。

また，一過的な生理変動に関して，同一マップ上における経時的動向として，より正確に把握することが可能である。

参考文献

[1] 加瀬澤信彦，徳高平蔵：血小板数による肝線維化進展を考慮した肝機能検査自己組織化マップ支援ツールの改良，総合健診，40(1):188–188，2013.
[2] 大北正昭，徳高平蔵，加瀬澤信彦，大木誠：人間ドック総合保健指導支援ツール「Dr. 人間ドック」の作成，知能と情報，26:521–528，2014.
[3] 佐藤雅哉，池田均：肝機能検査の読み方，Medical Technology，42(4):340–346，2014.
[4] 渡辺勲史，西崎泰弘：肝線維マーカー（特集 新しい臨床検査），診断と治療，97(9):1828–1831，2009.
[5] 渡辺基信，村田聡一郎，大河内信弘：肝線維症軽減における脾摘の意義，肝胆膵，56(3):424–427，2008.

第13章
胸部 X 線画像の異常部検出

13.1 背景と目的

　総合病院などの専門医師は，X 線画像，X 線 CT 画像，MRI 画像，超音波診断画像などの多種の医用画像を診断しなければならない．なかでも胸部 X 線画像は最も多くの診療場面で用いられている．医師は一日に数百枚以上のさまざまな胸部 X 線画像を読影し，胸部 X 線画像から肺癌，肺炎，胸水，身体症状，腫瘍，胸部結核などの異常を発見する．胸部 X 線画像における異常部位は多くの場合，白い影として現れるが，胸水や一部の疾患では黒い陰影として現れる．これらの異常部位はさまざまな形状・濃度で現れ，正確に読影するには相当の熟練を要する．

　このような胸部 X 線画像の読影における負担を軽減するため，X 線画像の強調[1][2]や特定の疾患のパターン分類[3][4]などの研究が行われている．しかし対象画像が異常部位を含んでいるかどうかの判断に関する研究はなされていない．筆者らは，画像が異常部位を含むかどうかを 3 層型ニューラルネットワーク（NN）を用いて判断する手法に取り組んだ．この研究で提案した手法は，胸部 X 線画像に対してさまざまな前処理を施し，画像の一部を切り出して，ニューラルネットワークにより異常部位を含むかどうかを判定するというものである．しかし前処理の組み合わせはさまざま考えられ，適切な構成を施さなければ良好な判定は行えない．また，うまく判定できる前処理の構成が見つかり，ニューラルネットワークによってうまく判定できたとしても，ニューラルネットワークの信頼性を疑う医師の声を否定する材料にはなりえない．そこで，適切な前処理によって得られたデータ集合が，SOM によって異常部位

を含む場合と異常部位を含まない場合に分類できれば，その前処理が有効であることがわかり，ニューラルネットワークでも同様に判定可能であり，また元のデータ集合自体が分類判定可能であることが実証できる。

13.2 準備と前処理

図 13.1 に胸部 X 線画像の例を示す。画像は両肺葉だけでなく，いくつかの臓器も含んでいる。図に示すようにして肺葉部から部分データを抽出する。抽出したグレースケール値を図 13.2 に示す。このときの AB 間の画素数は 2673 であるが，入力データの次元数を統一するため，線形補完により 1024 に固定する。以下に示す前処理の後もしくは前で，上述のようにして元の胸部 X 線画像からデータを切り出す。

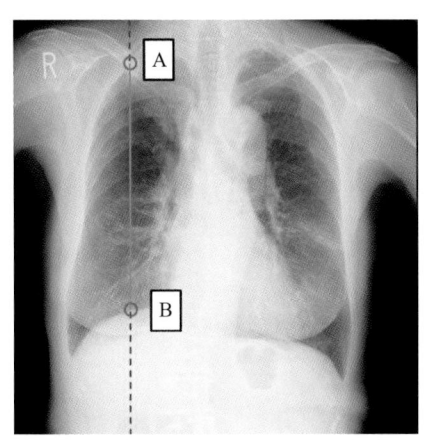

図 13.1 胸部 X 線画像の例。肺葉を貫く垂直線を引き，肺葉の境界上に点 A および B を定め，AB 間の線分上で画素を抽出する

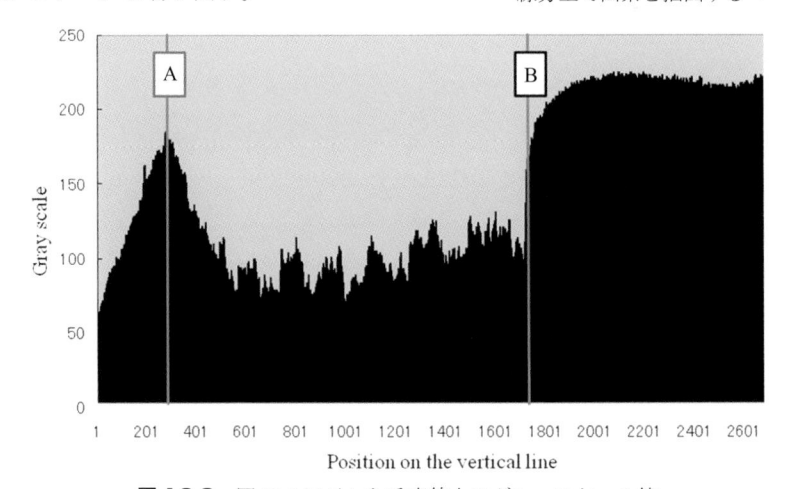

図 13.2 図 13.1 に示した垂直線上のグレースケール値

ここで評価する前処理は，ガウシアンフィルタ，FFT，上限制約処理，下限制約処理，スペクトルサブトラクション，正規化処理とする。

ガウシアンフィルタでは近傍 24 画素に対して以下の処理を施す。

$$g_{i,j} = \frac{1}{\beta} \sum_{(x,y)\in \mathbf{M}_{24}} \alpha_{x,y}\, v_{i+x,j+y} \tag{13.1}$$

ここで，$g_{i,j}$ はガウシアンフィルタ出力，$\mathbf{M}_{24}$ は近傍 24 画素の集合，$v_{i+x,j+y}$ は元画像のグレースケール，$\alpha_{x,y}$ は次式で決定される係数である。

$$\alpha_{x,y} = \frac{1}{2\pi\sigma^2}\, e^{\frac{x^2+y^2}{\sigma^2}} \tag{13.2}$$

ここで，σ は 1.2，1.3 もしくは 1.4 とする。また，β は次式で与える。

$$\beta = \sum_{(x,y)\in \mathbf{M}_{15}} \alpha_{x,y} \tag{13.3}$$

FFT によって，長さ 1024 の元データから 512 点のパワースペクトルを得る。上限制約処理では，上限値 U 以上のスペクトルを U に制約する。この U 値は 5000 もしくは 8000 とする。下限制約処理では，下限値 L 以下のスペクトルを 100 に制約する。スペクトルサブトラクションでは低域側スペクトル S までのスペクトルのみを出力する。S の値は 128，256，512 とした。正規化処理では，次元ごとの最小値および最大値によって正規化する。

ガウシアンフィルタを評価する場合は，まず胸部 X 線画像に対しガウシアンフィルタを適用する。次に上述した要領で画像の切り出しを行う。この時点で，データ数は 1024 である。これに対し，評価対象に応じて FFT，上限制約処理，下限制約処理，スペクトルサブトラクション，正規化処理を施す。このようにして得られた 1024 次元のデータ集合を SOM の学習機能により分類できるかどうかを調べる。

13.3　前処理の評価結果

胸部 X 線画像もしくは切り出し処理後に前処理を施したデータについて SOM の学習機能を適用し，Ward 法によりクラスタ形成の様子を検証した。

マップサイズを 16×16, 学習回数を 20000, 学習係数を 0.01, 初期近傍半径を 12 としたトーラス SOM を用いた。以下でのクラスタの形成に関する議論は Ward 法の結果に基づくものである。

FFT を適用する前後のデータ集合に対する SOM を図 13.3 に示す。図中，赤い丸は異常部位を含むデータ列に対する勝者ノードを，青い丸は「正常部位のみのデータ列」に対する勝者ノードを示す。また，薄緑色の丸は当該ノードを勝者とするデータ列が複数の「正常部位のみのデータ列」である場合を，薄桃色の丸は当該ノードを勝者とするデータ列が複数の「異常部位を含むデータ列」である場合を示す。緑の丸は当該ノードを勝者とするデータ列が多数の「正常部位のみのデータ列」である場合を示す。図 13.3 からわかるとおり，FFT を適用しても，また FFT を適用しなくても，おぼろげながら正常部位クラスタが形成されている。しかし，現れたクラスタは明確でなく，実際，この結果を Ward 法に適用すると，異常部位を含むデータ列が正常部位クラスタに含まれることが確認された。

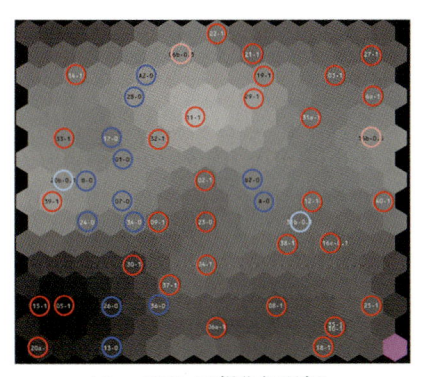

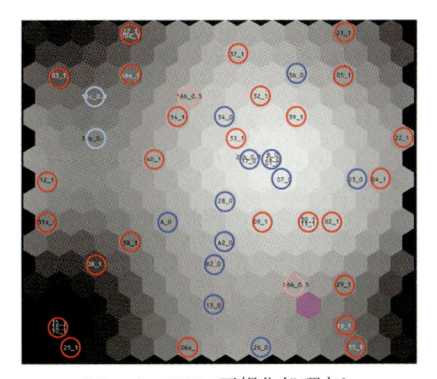

(a) no FFT, 正規化処理なし　　(b) using FFT, 正規化処理なし

図 13.3 FFT を適用する前後のデータ集合に対する SOM

図 13.4 にスペクトルサブトラクション処理を施した場合のデータ集合に対する SOM を示す。いずれの S 値についても特筆すべきクラスタは形成されなかった。他の S 値や正規化処理との組み合わせについても同様であった。こ

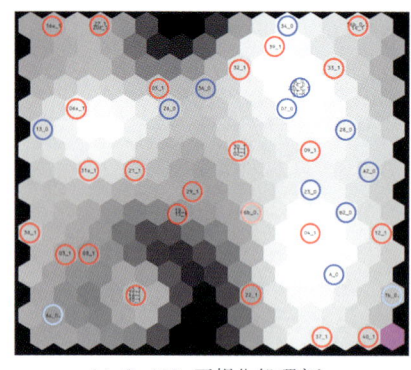

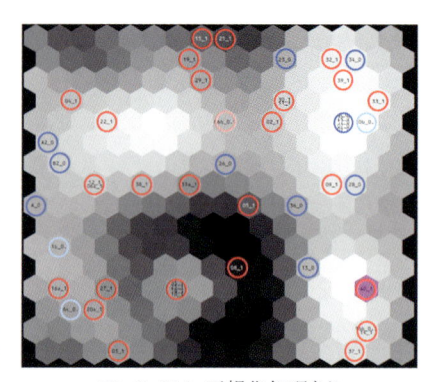

(a) $S=128$, 正規化処理なし   (b) $S=256$, 正規化処理あり

図 13.4 スペクトルサブトラクション適用後のデータ集合に対する SOM

のことは異常部位に関する特徴が比較的高い周波数領域に含まれていることを示唆している。

図 13.5 に上限制約処理を施した場合を，また図 13.6 に下限制約処理を施した場合をそれぞれ示す。$U = 5000$ の場合より $U = 8000$ の場合のほうが，正常部位クラスタがより顕著に現れているが，一部の異常部位データを含むものであった。また，下限制約処理は正規化処理を伴う場合，良好な結果は得られなかった。

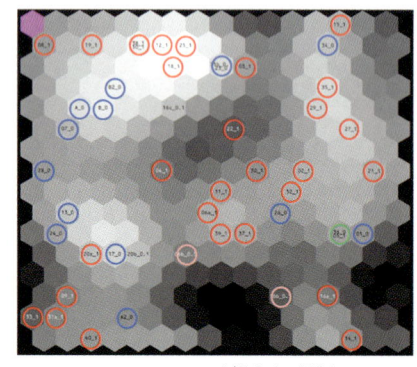

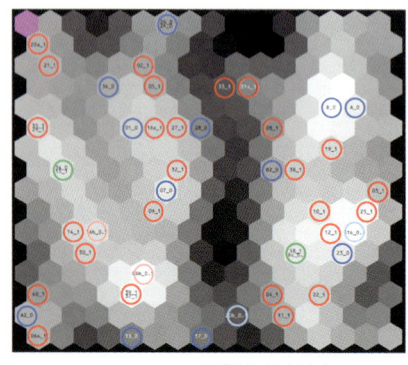

(a) $U=5000$, 正規化処理あり   (b) $U=8000$, 正規化処理あり

図 13.5 上限制約処理を行った場合のデータ集合に対する SOM

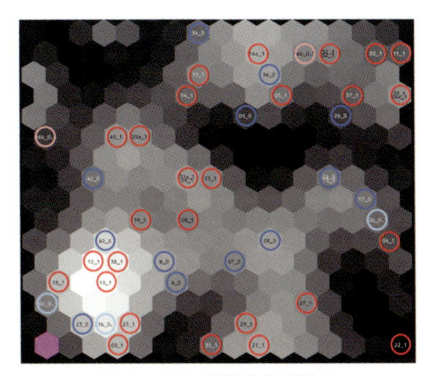

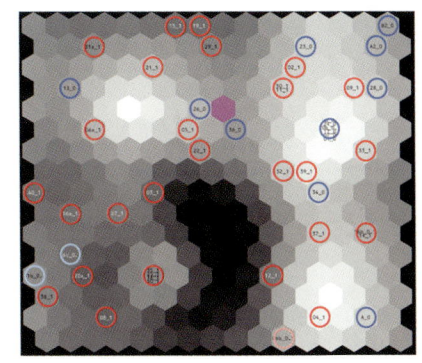

(a) $L=100$, 正規化処理なし　　　　(b) $L=100$, 正規化処理あり

図 13.6　下限制約処理を行った場合のデータ集合に対する SOM

最後にガウシアンフィルタに関する評価結果を図 13.7 に，ガウシアンフィルタおよび FFT を行った場合の評価結果を図 13.8 にそれぞれ示す。FFT なしの場合，正常部位に関するいくつかのクラスタが現れている。一方，FFT ありの場合は，小さなクラスタが明確にマップ上に現れている。これらのほとんどの場合において，各クラスタは異常部位を含むデータもしくは正常部位のみのデータで構成されている。このことから，ガウシアンフィルタが異常部位を含むか否かを区別するための特徴を強調しているといえる。つまりガウシアンフィルタは胸部 X 線画像における異常部位検出に効果的であるといえる。

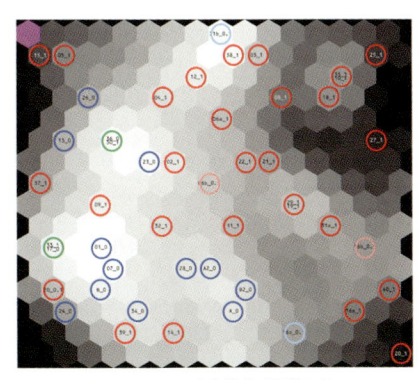

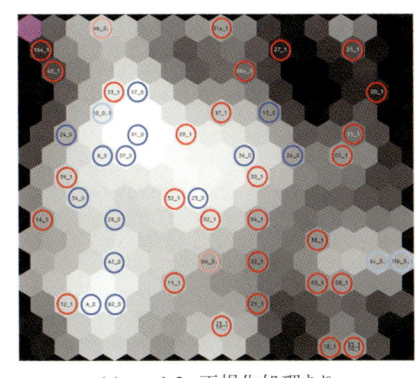

(a) $\sigma=1.3$, 正規化処理あり　　　　(b) $\sigma=1.4$, 正規化処理あり

図 13.7　ガウシアンフィルタを適用した場合の SOM

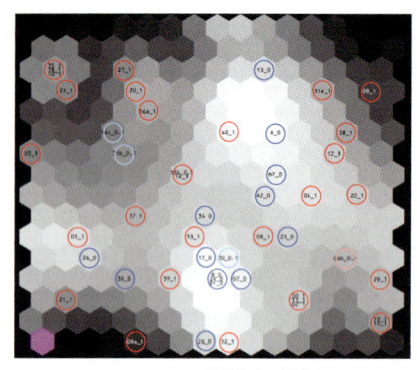

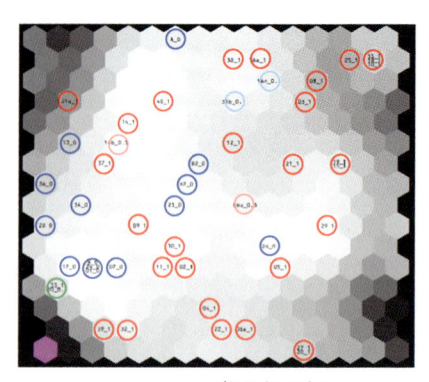

(a) $\sigma=1.2$, 正規化処理なし   (b) $\sigma=1.3$, 正規化処理あり

図 13.8　ガウシアンフィルタおよび FFT を適用した場合の SOM

参考文献

[1] Y. Lee, D. Y. Tai and T. Suzuki：Contrast Enhancement of Medical Images Using Sigmoid-type Transfer Curves for Wavelet Coefficient Weighting Adjustment, Medical Imaging and Information Sciences, Vol.25, No.3, pp.48–53, 2008.
[2] K. Ichikawa, T. Hara, S. Niwa, I. Yamaguchi and K. Ohashi：Calculation Methods for Noise Power Spectrum Measurement in Computed Tomography, Medical Imaging and Information Sciences, Vol.25, No.2, pp.29–34, 2008.
[3] H. Hikata and S. Kido：A Pattern Classification System for Abnormal Attenuations Caused by Defuse Lung Diseases in Chest X-Ray 3D CT Images by Means of Texture Analysis and SVM, Trans. IEICE, Vol.J91-D, No.7, pp.1895–1903, 2008.
[4] Y. Sugata, S. Kido and H. Shouno：Comparison of Two-Dimensional with Three-Dimensional Analyses for Diffuse Lung Diseases from Thoracic CT Images, Medical Imaging and Information Sciences, Vol.25, No.3, pp.43–47, 2008.
[5] T. Kohonen：Automatic formation of topological maps of patterns in a self-organizing system, Proc. Scandinavian Conference of Image Analysis, pp.214–220, 1981.
[6] T. Kohonen：Self-Organizing Maps (3rd edition), Springer-Verlag, 2001.
[7] T. Kohonen：Self-Organized Formation of Topologically Correct Feature Maps, Biological Cybernetics, vol.43, no.1, pp.59–69, 1982.
[8] T. Kobayashi, M. Inui, R. Oda, M. Ohki and M. Ohkita：Diagnostic Method for the Faults in Substation Transformers by the Self-Organizing Map (SOM), Proc. MWS-CAS2004, vol.II, pp.345–348, 2004.

第14章
眼底画像判定の性能向上

　我が国では失明原因の第1位を占める緑内障[1]という視神経の疾患が多く，大きな問題になっている。日本緑内障学会の大規模な調査（多治見スタディ）[2]によると，40歳以上の日本人の緑内障有病率は5.0％であることがわかり，40歳以上の成人の20人に1人の高い割合で緑内障の患者がいることになる。しかも緑内障の有病率は年齢とともに増加することが知られており，このような視神経の疾患への有効な対策として早期の視神経疾患の早期診断の必要性が唱えられている。

　画像処理による緑内障の診断システムがいくつか提案されている。たとえばデータマイニング手法による緑内障の眼底画像解析[3]や球面SOMを用いたクラスタ分析[4]がすでに試みられている。しかし実際の解析では高い精度を誇るSVMのような手法を用いてもパラメータの選択により識別精度が異なり，また球面SOMによるクラスタ分析ではどちらのクラスに分類するべきか判断の困難な場合に，樹状図の判定が主観的な判断になる可能性もある。そこでパラメータ数の選択が少ない部分空間法に着目した眼底画像の解析への応用を筆者らは公表している[5]。ここでは部分空間法と球面SOMを用いた効果的な学習データの構成法[6]の組み合わせ方法を提案し，3つのケースの実験から球面SOMの可視化の働きが部分空間を用いた解析法の性能向上に有効に働くことを紹介する。

14.1　緑内障とは

　この病気は若い人には無縁かもしれないが，年齢を重ねるごとに心配になる視神経の損傷による眼科の病気である。緑内障の自覚症状は，見えない場所（暗点）が出現する，あるいは視野が狭くなる症状が最も一般的である。多く

の場合，病気の進行は緩やかなので初期は自覚しないことがほとんどである。自覚症状で気がついたときにはかなり進行してしまっていて，視野や視力が悪化している。視野障害が進行した場合は視力の低下，場合によっては失明することになる。専門の眼科医はどのように診断しているのか。現在の緑内障の診断は，眼圧や視野の測定，眼底検査によって眼底に出血部があるか，陥凹部が大きくなっているかなどを調べて総合的に診断を下しているが，多くの患者を短時間で診断するのは難しい。したがって効率よく優れた眼底画像による診断法が望まれている。

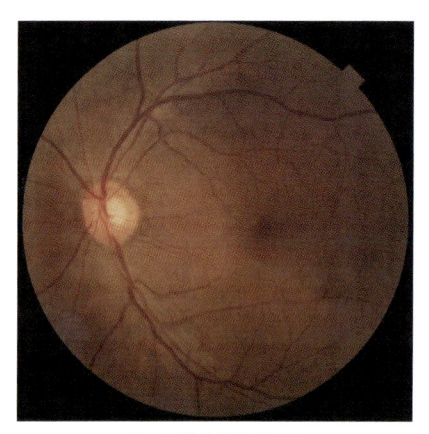

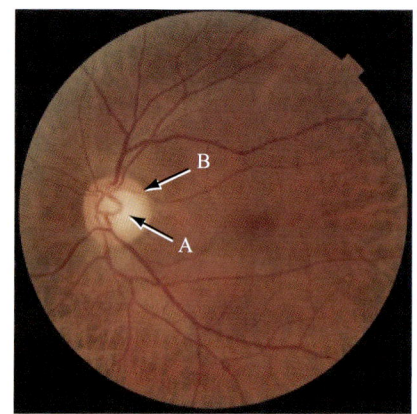

(a) 正常な眼底写真　　　　　(b) 緑内障疾患の眼底写真

図 14.1　眼底画像。輝度の高い2重の円盤状の部分が視神経の集合部。中央部 A：陥凹部，周辺部 B：視神経乳頭（緑内障に罹患すると陥凹部の拡大傾向が見られる）

14.2　SOM と球面 SOM

SOM[7] はコホネンにより考案された人工ニューラルネットワークアルゴリズムの1つで，多次元データを2次元平面上で可視化できる。従来の SOM は視覚的には優れているがマップの四隅に形成されるクラスタ同士の相互関係がわからないことや，四隅では境界がある問題を抱えていた[7]。そこで，いくつかの配置の SOM が提案されている。球面 SOM[8] ではノードを球面上に均一に配置するために正多面体の頂点に配置する必要がある。正多面体は5種類し

かないので，正多面体を構成する正三角形を分割し，新たに構成された多面体の頂点にノードを配置する測地線ドーム構造が採用される．球面 SOM はデータ群を球面上に写像することにより写像の形成の歪みの問題点を解消できる．

14.3 部分空間を用いた画像解析と球面 SOM を用いた学習データの構成法

一般的に使われる識別の手法としては階層的クラスタリング，SOM マップに関係する方法，EM アルゴリズムによる方法などの他に，近年ではよく SVM が使われる．しかし識別精度の高い手法を用いても，パラメータ選択によっては精度が異なることや得られた精度の評価が難しいことも多いため，単に解析に SVM を使っているだけで識別精度が優れているとは言えない．筆者らが画像解析に用いる部分空間法は少ないパラメータ数でかつ識別精度の高い方法である．なお識別の精度として，異常データに対する感度，正常データに対する特異度，全体の精度の 3 つの精度を識別性能の尺度に用いる．

14.3.1 部分空間法

部分空間法[9]は，特徴選択と識別を分離することなく特徴空間の線形変換を利用して識別する方法である．すなわち，クラスごとにそのクラスを表現する低次元の部分空間を用意し，未知パターンがどの部分空間で最もよく近似表現できるかを比較して，未知パターンを識別する．パターン空間の次元を N，正規直交ベクトルである辞書ベクトルを φ_i，辞書ベクトルの基底次元（基底数）を r，入力ベクトルを x とするとき，類似度 S を

$$S = \sum_{i=0}^{r-1} (x, \varphi_i)^2 / \|x\|^2 \|\varphi_i\|^2 \qquad (14.1)$$

で定義する．この式 (14.1) で辞書ベクトルはクラス（カテゴリ）ごとに定義され，S もカテゴリごとに計算する．カテゴリ毎に計算された最大類似度をとるカテゴリを認識結果とする．

14.3.2 球面 SOM を用いた学習データの構成法

図 14.2 に示す提案法[6]の基本的な流れは，一般的に行われる部分空間法による解析と球面 SOM マップ作成の段階と，さらに学習データの再構成と新たに構成された学習データによる性能評価の繰り返し段階から構成されている。

まず一般的な部分空間法による解析の段階では，要素数の異なる入力データからの特徴抽出に関する実験によって識別に適すると考えられる特徴ベクトルと部分空間のパラメータ（基底次元数）を決定する。その後に交差検証による初回の識別精度を求める。

次の学習データの再構成の繰り返し段階では，交差検証の検出精度を評価し，極めて高い（低い）識別精度の学習データを選択し，球面 SOM による可視化情報を活用して，学習データの再構成を行う。さらに再構成された学習データに基づいて，部分空間法による解析による交差検証を行い，識別精度を更新する。この2段目の操作を繰り返し，識別精度の向上に変化がない場合，または満足な精度が得られたら停止する。この2段階の過程によって全体として識別精度を向上させる。

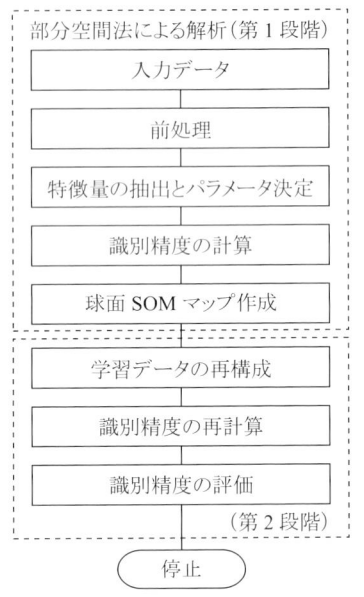

図 14.2 部分空間と球面 SOM を用いた提案手法[6]

14.4 解析データと解析方法

14.4.1 解析データ

実験には緑内障の診断で撮影された眼底画像写真から採取したデータを用いた。データの作成はデータマイニング手法による眼底画像の解析[4]と同様で

ある。眼底画像は 91 の正常者データ（表記：o1〜o91）と 42 の異常者データ（表記：x1〜x42）の合計 133 枚である。入力データ作成は，図 14.3 に示すように陥凹部の中心を原点とし，時計回りに一定の半径（10 ドット）で 15°間隔で分割した要素ブロックの輝度値の平均値を 1 要素とする 3 種類の多次元データを作成する。1 つ目は 1 周ごとの次元数 24 の多次元データで，2 つ目は 2 つの周を組み合わせた次元数 48 の多次元データ，最後は次元数 120 次元で，これらは次のように区別する。1 つ目の入力データは最も内側のリングから外側に向かって 24 次元の要素からなる 5 つのリング状の領域データをリングデータと名付けた。2 つ目の入力データは隣り合った 2 つのリングを組み合わせたデータをゾーンデータ，3 つ目の入力データは 5 つの全リングを要素とする 120 次元の領域のデータを 120 次元データと表現する。なおすべての解析データは最大輝度値により 0〜1 のデータに正規化する。

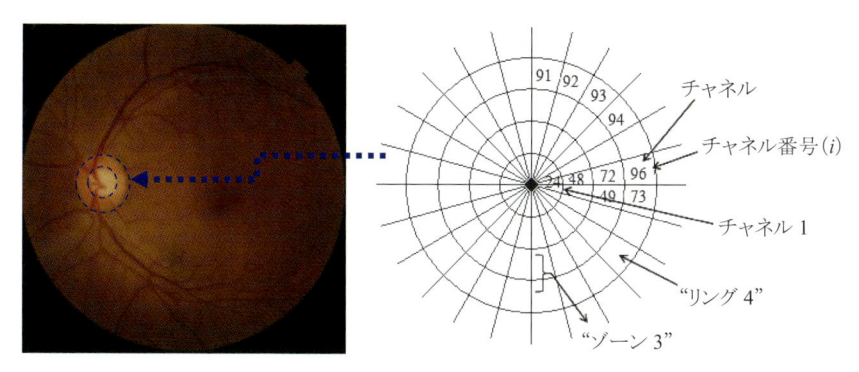

図 14.3 視神経周辺の眼底画像と入力データセットの要素配列

14.4.2　解析方法

　要素数の異なる 3 種類の領域の多次元（24, 48, 120 次元）入力データから特徴抽出の実験を行い，識別に適する特徴ベクトルを決定する。次に識別に適する特徴ベクトルを用いて交差検証によって識別精度を求める。

(1) 特徴抽出と識別精度の算出

識別に適する特徴ベクトルを決めるために，輝度値データを用いて辞書ベクトルの基底次元を変化させて式 (14.1) から類似度 S を計算し，最大類似度の認識結果から最適な基底次元と最適な特徴量ベクトルを決定する．特徴抽出から決定した特徴量を用いて交差検証を行い，部分空間法による識別精度を求める．交差検証はデータを 10 分割して識別精度を求める．

(2) 学習データの再構成

球面 SOM を用いて作成した特徴ベクトルのマップと部分空間による交差検証の識別精度との突き合わせを行い，学習データを構成する．再構成の方法としては，学習データのサブセット間のデータの交換，学習データのサブセット内のデータの種別の修正，学習データのデータ削除の 3 つの場合が考えられる．どの再構成の方法を適用するかは球面 SOM の可視化情報と部分空間法による解析の識別精度との相互関係に依存する．ここでは 3 つの構成法の結果を検証した．

14.5 解析結果と考察

14.5.1 特徴量抽出に関する実験

特徴量を抽出するために基底次元を 1〜48 まで変化させたときのゾーン領域の学習データに対する識別結果を検討する．表 14.1 は特徴量抽出の実験から得られたそれぞれの領域（たとえば，領域 1 は 24 次元要素数のリング 1 または 48 次元要素数のゾーン 1 を指す）の最大精度を示す．この表から，輝度

表 14.1 各領域の要素と学習データの精度 (%)

要素数(領域名称)	領域番号				
	1	2	3	4	5
24　（リング）	87.2	87.2	88.7	87.2	89.5
48　（ゾーン）	97.0	97.0	97.0	96.2	−
120　（オール）	97.0				

値による識別では陥凹部中心より一定距離離れた周辺部の帯状領域3の値を使うのがよいことと，48次元の要素からなる特徴量ベクトルが適することがわかる。

14.5.2　識別精度

図14.4は48次元の特徴量データの交差検証の結果である。この交差検証を見ると，次元数に対し精度の変動は少なく，いずれのゾーンデータでも基底次元が2付近で最大精度値を示す。一方，特異度（図省略）と感度では，基底次元数に依存している。とくに感度では基底次元を大きくすると著しく低下する。これは汎化性能が劣ることになる。この原因としては，正常者の学習データに比べて異常者の学習データが少ないので，異常者の学習データの共分散行列が正則でない可能性がある。または過学習の可能性も考えられる。このような影響を少なくするには，異常者の発見が重要となる診断では基底次元数は2〜5あるいは6の範囲で判定するのがよい。

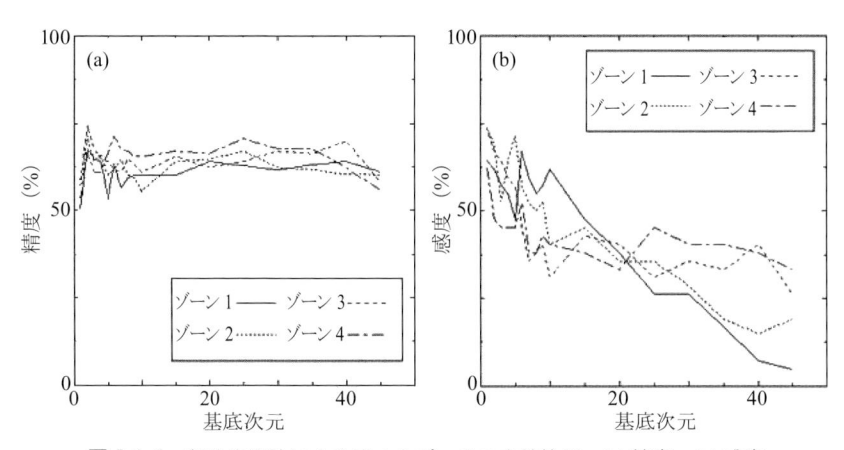

図14.4　部分空間法によるテストデータの交差検証。(a) 精度，(b) 感度

14.5.3　学習データの再構成

ゾーン 3 領域の基底次元 r が 2 のときの学習データの各サブセットの交差検証の検討から，学習データのサブセットの一部の箇所で識別精度が極めて悪いことが判明した。部分空間法の類似度 S の検討結果から，この性能低下の原因は 4 箇所のデータ（正常のデータ番号 35, 36, 40, 41）にあることがわかったので，これらのデータが SOM マップ上でどのような位置関係にあるのかを球面 SOM ツール blossom[10] で確認する。

次に部分空間の解析精度の改善を学習データの構成により行うために，交差検証の識別精度と球面 SOM のマップとの突き合わせを行い，学習データを構成する。再構成の方法としては，①学習データ 1 と 2（学習データのサブセット間でデータを交換するケース），②学習データ 3（学習データのサブセット内のデータの種別を修正するケース），③学習データ 4（学習データのデータを削除するケース）の 4 ケースの識別性能を評価した。

一例として，図 14.5 の正常データ番号 35 と 41 の近傍のマップを取り上げる。このマップで同一のノードに正常と異常の 2 つのデータが配置されており，互いに矛盾しているのがわかる。ここで誤識別の原因となるデータを再配置した。①学習データ 1 と 2：学習データのサブセット間でデータ（o35, o41, x34, x40）を交換，②学習データ 3：学習データのサブセット内のデータの種別を修正（x34, x35, x40），③学習データ 4：学習データのデータ削除，の 4 ケースで交差検証を再度行った。

4 ケースの実験のうち，基底次元を 2〜5 とする 3 つの再構成学習データの交差検証の結果を表 14.2 に示す。ここで学習データ 1 と 2 の違いは，正常なサブセット内（o35, o41）と異常なサブセット内（x34, x40）のサブセット内のデータの交換になる。ここで正常なサブセット内（o35, o41）の交換とは，o35 を含んでいるサブセットから o35 を 1 個取り去り，他のサブセットから 1 個の正常データを代わりに入れて新たにサブセットを作り直して交差検定をすることである。他のデータの交換も同様な操作になる。表 14.2 から球面 SOM を用いた学習データの再構成は部分空間法において画像解析の性能改善に有効に働くことが確認できる。すなわちこのデータの画像解析で，学習データのサ

(a) (b)

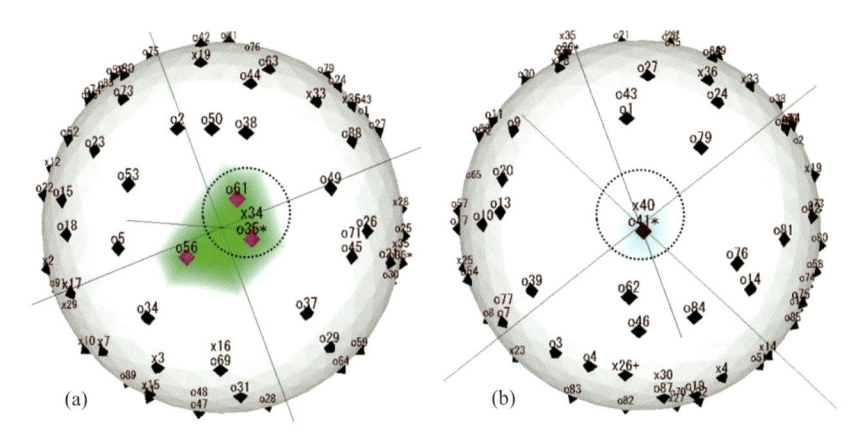

図 14.5 正常な入力データ 35 と 41 の近傍の球面 SOM のマップ。いずれもグリフ値(球面 SOM の blossom ツールで用いられている頂点の変形の度合いを表す値)は 0

表 14.2 各ケースの平均性能と標準偏差(%)

	精度		特異度		感度	
	平均	標準偏差	平均	標準偏差	平均	標準偏差
再構成なし	67.76	4.80	70.33	5.23	61.91	4.73
ケース 1	69.64	3.26	72.53	3.70	61.91	3.37
ケース 2	69.23	3.45	71.98	4.06	61.91	3.37
ケース 3	68.90	2.17	71.35	2.80	61.91	1.43

ブセット間内のデータ交換により,部分空間法のみによる解析よりもさらに識別精度は 2.2〜2.8%(67.76 から 69.23 および 69.64),学習データのサブセット内のデータの種別の修正では,識別精度は 1.7%(67.76 から 68.90)向上する。また表 14.2 の学習データの再構成のケースでは,基底次元数の広い範囲で識別精度の低下はなだらかになっており,表からもわかるように再構成学習データのケースのほうが標準偏差値のいずれも小さい。

まとめ

部分空間法による画像解析について,部分空間法の解析の段階と,球面 SOM を用いて再構成した学習データによる性能評価の繰り返しの段階の,2 段階の

方式のテストデータに関する識別性能の有効性を検証した。これらの性能評価により，部分空間法を用いた画像解析の識別性能改善に球面 SOM の可視化機能が有効に機能していることがわかった。

　すなわち，輝度値から識別をする場合，陥凹部中心より周辺部の帯状領域を特徴量とするのがよい。部分空間法のみを用いた画像解析は，77.2％の感度，73.8％の特異度，全体の精度が 74.4％で，部分空間法のみの画像解析でも精度は十分に高く汎化能力も優れている。しかし球面 SOM を用いて学習データの再構成を行う操作を追加して識別すると，部分空間法のみと比較して，識別精度は学習データのサブセット間の交換で 2.2〜2.8％向上し，学習データのサブセット内のデータの種別の修正で 1.7％向上した。球面 SOM を用いて学習データの再構成を行うと部分空間法による画像解析の性能改善に有効に働くことが確認できた。

参考文献

[1] 日本緑内障学会：緑内障診療ガイドライン，日眼会誌，107，pp.126–157，2003.
[2] http://www.ryokunaisho.jp/general/ekigaku/tajimi.html
[3] 西山裕之，平石広典，岩瀬愛子，溝口文雄：データマイニングによる緑内障診断システムの設計，The 20th Annual Conference of the Japanese Society for Artificial Intelligence, 3A1-4, 2006.
[4] 松田充夫，徳高平蔵，Jorma Laaksonen，但馬文昭，宮武直樹，佐藤秀昭：球面 SOM を適用した眼底画像解析，バイオメディカル・ファジィ・システム学会誌，Vol.11, No.1, pp.29–34, 2009.
[5] N. Matsuda, J. Laaksonen, F. Tajima, N. Miyatake and H. Sato : Fundus Image Analysis using Subspace Classifier and its Performance, in Proceedings of the Joint 5th International Conference on Soft Computing and Intelligent Systems and 11th International Symposium on Advanced Intelligent Systems, pp.146–151, 2010.
[6] N. Matsuda, F. Tajima and H. Sato : Composition of Learning Patterns using Spherical Self-Organizing Maps in Image Analysis with Subspace Classifier, Proceedings of the 10th International Workshop WSOM2014, pp.271–280, 2014.
[7] T. Kohonen : Self Organizing Maps, 3rd Ed., Springer-Verlag, New York, 2001.
[8] M. Oyabu and U. Kiyohiro : Development of Spherical SOM and its Property, in Proceedings SCI 2002, 2002.
[9] S. Watanabe and N. Pakvasa : Subspace Classifier method of Pattern recognition, 1st International Joint Conference of Pattern Recognition Proceeding, pp.25–32, 1973.
[10] blossom ソフトウェアツール：http://www.somj.com/

第15章

遺伝子・組織・細胞・生物活性化合物のクラスタリング

15.1 研究背景

　今日，生命科学，とくに分子診断と創薬の分野において，ハイスループットスクリーニング技術が広範に利用されている。これは一度に多数の遺伝子を扱うことができるマイクロアレイ法の確立に負うところが大きい。一般にDNAマイクロアレイ実験結果の解析にはクラスタ分析が用いられてきた。しかし，未だマイクロアレイから得られる多数の遺伝子発現情報を処理するデータマイニングの一般的な手法は確立されていない。

　我々は，細胞と組織での遺伝子発現プロファイルによって遺伝子をクラスタリングするために，非階層クラスタリング手法である球面自己組織化マップ（球面SOM）を利用してきた。さまざまなタイプのがん細胞と正常組織を分析することで，分子マーカーとして利用できる興味深い細胞表面分子を発見することに成功した。我々が用いた手法は，DNAマイクロアレイ法から得られた遺伝子発現プロファイルによる遺伝子クラスタリングのデータ解析法としても新しいものである。得られたデータを柔軟に整理，解析することで，遺伝子と同様に細胞や組織がクラスタリングできるようになり，さらなる研究方針の発見につながる。

　また，我々は，球面SOMをバーチャルスクリーニングに活用するため，低分子生物活性化合物の構造類似性による分類に適用し，作用機序，すなわち薬剤の作用点と薬効を示す仕組みの予測を検討した。これまでにSOMは，ケモ

インフォマティクス分野において ligand-based な方法での化合物分類手法として使用された例はあるが，球面 SOM を使用した例はない [1]~[4]。そこで今回，我々は，生物活性低分子化合物の構造情報のみを入力情報として化合物を球面 SOM によりクラスタリングし，作用機序を予測することを検討した。この章では，これまでに我々が行ってきた球面 SOM 活用法の概要を紹介する。

15.2 材料，実験方法，研究ツール

15.2.1 全 RNA 調製と cDNA 合成

全 RNA は 80％ コンフルエンスの細胞から抽出した。ヒト正常乳腺とマウス正常組織の全 RNA は Stratagene（CA）社から購入した。aminoalkyl-dUTP 存在下で全 RNA 20 μg から cDNA を合成した。Cy3 標識 cDNA は，Brown Web site（http://cmgm.stanford.edu/pbrown/protocols）の間接標識法により調製した。

15.2.2 マイクロアレイ解析

我々は以前から，細胞や組織に特異的な細胞表面マーカーを同定するための細胞膜結合タンパク質に限定した独自の DNA マイクロアレイを提案してきた [5][6]。膜結合タンパク質をコードする 1795 種類のヒト遺伝子，1405 種類のマウス遺伝子にそれぞれ対応するオリゴヌクレオチドを搭載した 2 つの異なるマイクロアレイをデザインした。選択的スプライシングの影響を避けるため，膜結合領域または GPI-アンカー修飾領域の配列のみに限定してデザインしたオリゴヌクレオチドプローブをスライドガラス上に結合した [7]。

Cy3 標識 cDNA を細胞表面マーカー DNA マイクロアレイにハイブリダイズし，アレイ上の各スポットの蛍光強度を，各遺伝子の発現レベルを表す "相対的蛍光強度（RFI）" とした。RFI 値を比較し，発現が変化している遺伝子を検出した。

15.2.3 乳がん細胞株のデータフィルタリング

乳がん細胞株と正常組織の間で有意に変化していない遺伝子を排除するため，計算式

$$S = |N - C| - V_C \tag{15.1}$$

によって各遺伝子のスコア S を計算した．N, C, V_C はそれぞれ，正常乳房での遺伝子の発現レベル，7 種の乳がん細胞株での遺伝子発現レベルの平均，7 種の乳がん細胞株での発現レベルの標準偏差をそれぞれ示す．閾値より大きいスコアの遺伝子のみを潜在的に有意とみなして，$S < 0$ または $S = 0$ の遺伝子は考察から除外した．

15.2.4 球面 SOM による遺伝子発現の解析

各遺伝子の発現レベルを乳がん細胞株，正常乳房組織，マウス正常組織間で正規化した．まず，各遺伝子の最大 RFI 値を 1，最小 RFI 値を 0 とし，他の RFI 値を 0〜1 の間の値に変換した．次に各遺伝子の平均発現レベルを計算し，各平均を最大平均値で割った．得られた値に最初に計算したそれぞれの正規化された値を掛けた．正規化した値は，球面 SOM ソフトウエア Cluster Blossom（Ver.1.0.2，SOM Japan Co-Ltd.，http://www.somj.com/）によってクラスタリングし表示した．学習パラメータは 50 回とし，他のパラメータはソフトウエアのデフォルトの設定とした．学習後のマップから，glyph 値 1.0 で群平均法によってデンドログラムを描いた．

15.2.5 球面 SOM による化合物分類のための化合物データセット

化合物データセットは，以前にアメリカがん研究所の研究グループにより 60 種類のヒトがん細胞に対する増殖阻害活性を入力ベクトルとして SOM により分類された 131 種類の低分子化合物を用いた．用いたすべての化合物の構造データは，アメリカがん研究所のデータベースから Enhanced NCI Database Browser（http://129.43.27.140/ncidb2/）を用いてダウンロードした．

15.2.6　入力ベクトルとして使用するための化合物記述子の計算とスケーリング

すべてのダウンロードした化合物の構造から化合物記述子計算ソフトウエアである CDK Descriptor Calculator GUI を用いて分子記述子，結合記述子，原子記述子などを含む 283 の化合物記述子を計算した[8]。計算したそれぞれの化合物記述子を正規化した。この計算過程で生じたエラーを除去し，116 化合物の 215 化合物記述子から構成される正規化された入力データを得た。

15.2.7　球面 SOM による低分子化合物の分析

今回の研究で用いた 116 化合物のクラスタリングは，Cluster Blossom（Ver.1.0.3, SOM Japan Co-Ltd.）を使用して行った。15.2.6 項で得られた入力ベクトルを用いて 15.2.4 項と同様の学習パラメータを用いて球面 SOM での学習の後，デンドログラムの作成を行った。クラスタリングの正解率を表す指標である A を以下の計算式より算出した。

$$A = \frac{N_{tGi}}{N_{Gi}} \times 100 \tag{15.2}$$

ここで添え字である i はクラスタの番号を表し，N_{tGi} はクラスタ Gi 中で正しく分類された化合物数，N_{Gi} はクラスタ Gi に分類された化合物数を示す。

15.3　結果と考察

15.3.1　ヒト乳がん細胞株の球面 SOM によるクラスタリング

7 種の乳がん細胞株を正常乳腺と比較し，乳がん細胞株に共通して特異的に発現している遺伝子を選別するために，DNA マイクロアレイ解析を行った。データフィルタリングの結果，840 の遺伝子が 15.2.3 項の基準を満たすことがわかった。これらの遺伝子の発現量を正規化し，球面 SOM でクラスタリングした。遺伝子発現レベルは，球面マップ上と細胞をその起源で分類する樹状図で可視化した（図 15.1）。予後が悪いことで知られる basal-like 乳がんに由来

する Hs-578T と MDA-MB-231 細胞が，同じグループに分類されたことは興味深い．一方で T-47D，ZR-75-1，MCF-7，MDA-MB-134 細胞は，予後が良い luminal 乳がんに由来する．SK-BR-3 は，乳がん治療の標的として有効である HER2 陽性で，中レベルの予後の乳がんに由来する．このように遺伝子発現プロファイルは球面 SOM クラスタリングにより可視化され，診断に対応したクラスタが形成された．このパターンでは，luminal 由来細胞は「正常に近い」「中間」「不良」の 3 つのグループにクラスタリングされた．すなわち T-47D 細胞は「正常に近く」，MDA-MB-134 はほかの luminal 由来細胞より不良であると診断できるかもしれない．

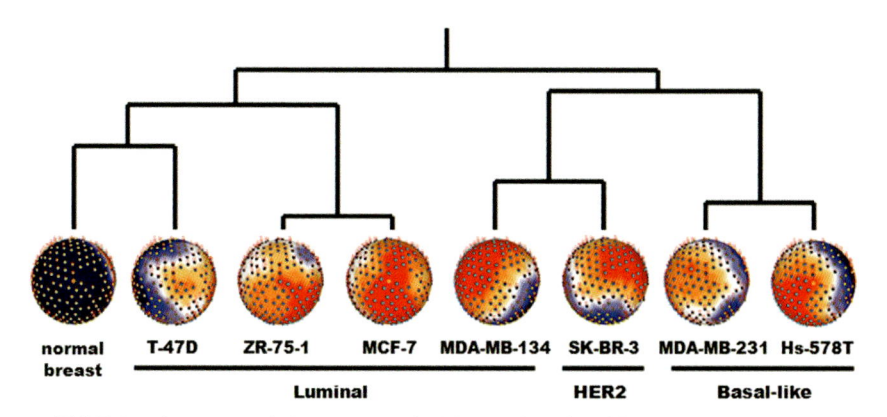

図 15.1　球面 SOM で解析した乳がん細胞株と正常乳腺の遺伝子発現プロファイル．Cluster Blossom によって，正規化されたデータセットをクラスタリングし可視化した．球表面上に各遺伝子の位置を固定した．色は各遺伝子の発現レベルを表す．赤：高発現，黄：やや高発現，白：中間，水色：やや低発現，青：低発現．テキストは細胞株名と診断を示す．球面 SOM クラスタリングの結果を樹状図で表して並べている

　7 種すべての乳がん細胞株で高発現している遺伝子を探すため，840 の遺伝子のデータセットに仮定上の遺伝子を加えて球面 SOM を実行した．この仮定上の遺伝子は，この研究で解析されたすべての乳がん細胞株で発現しているが，正常乳腺組織では発現していないという理想点 IP を表し，この IP に近い位置にクラスタリングされた遺伝子を潜在的な乳がんの診断マーカーとする．

球面 SOM クラスタリングの結果，IP は 7 種すべての乳がん細胞株では赤い部分に，正常乳腺組織では青い部分に配置された。IP が配置された位置は仮定と一致するため，球面 SOM 上で IP に近い遺伝子は乳がん特異的遺伝子の候補と考えられる。クラスタリングされた遺伝子のグループは球面 SOM 表面上の各点に対応する。IP に近い位置に配置された点を図 15.2 に，各点にクラスタリングされた候補遺伝子を表 15.1 に示す。ErbB3 と ROBO2 が潜在的な診断マーカーとして挙がり，これらは乳がんとの関係が報告されている[9]~[12]。これらの潜在的な候補が含まれる結果から，表 15.1 に示される他の遺伝子も新規な乳がんの診断マーカーの候補と考えられる。

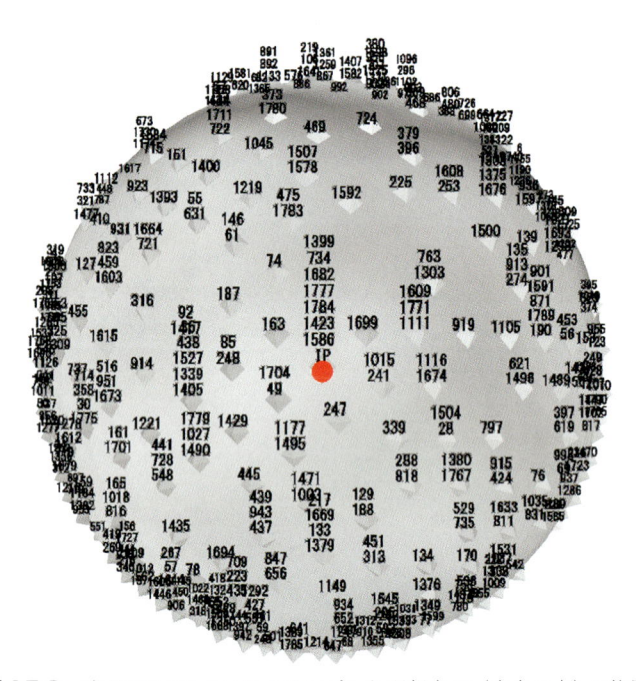

図 15.2 球面 SOM でクラスタリングした理想点 IP（中央の点）の位置。この無色の球表面は図 15.1 のものと同じである。球面 SOM 表面の四角い点に，各番号の遺伝子が配置されている。IP に近い位置にクラスタリングされた遺伝子は表 15.1 にまとめた

表 15.1 すべての乳がん由来細胞株で共通して発現する遺伝子から抽出した，乳がんの潜在的診断マーカー遺伝子の候補

遺伝子番号	GenBank（ジェンバンク）受け入れ番号	遺伝子の名前
1586	NM_032038	spinster-like protein
1423	NM_016372	seven transmembrane domain orphan receptor
1784	AH006947	vitelliform macular dystrophy protein 2
1777	M29286	v-erb-b2 erythroblastic leukemia viral oncogene homolog 3 (ErbB3)
1682	NM_012471	transient receptor potential cation channel, subfamily C, member 5
734	NM_002099	glycophorin A (includes MN blood group)
1399	AF040991	roundabout, axon guidance receptor, homolog 2 (ROBO2)
163	NM_001188	BCL2-antagonist/killer 1
247	NM_001218	carbonic anhydrase XII
1699	NM_003271	transmembrane 4 superfamily member 7
241	NM_022131	calsyntenin 2
1015	NM_002456	mucin 1, transmembrane (MUC1)

15.3.2　マウスの正常組織における球面 SOM クラスタ解析

　我々は，前項でさまざまな種類の乳がん細胞株のクラスタ解析に成功したため，マウスの正常組織においても同様にクラスタ解析が可能であり，個々の組織の特徴が見いだせるものと期待した．脳，大腸，心臓，腎臓，肝臓，肺，骨格筋，小腸，脾臓，胃，精巣および胸腺の全 RNA を用いた遺伝子発現プロファイルの球面 SOM によるクラスタ解析結果を，マウスの解剖図に沿って配置した（図 15.3）．また，球面 SOM によって得られた組織間の位相関係をグローバルマップにより示した（図 15.4）．各ノード間の距離が正確には反映されていない完全球体時（glyph = 0）ではなく，各ノード間の距離を正確に反映した SOM（glyph = 1）により位相関係図として示した．

　解剖図に沿って配置した各組織の遺伝子発現プロファイルは，組織間における一定の類似性を示した．大腸および小腸間における遺伝子発現プロファイルには，顕著な類似性が見いだされた．また，脾臓および胸腺の遺伝子発現プロファイルの類似性は非常に高く，両組織が生体内の免疫系システムをつかさど

144

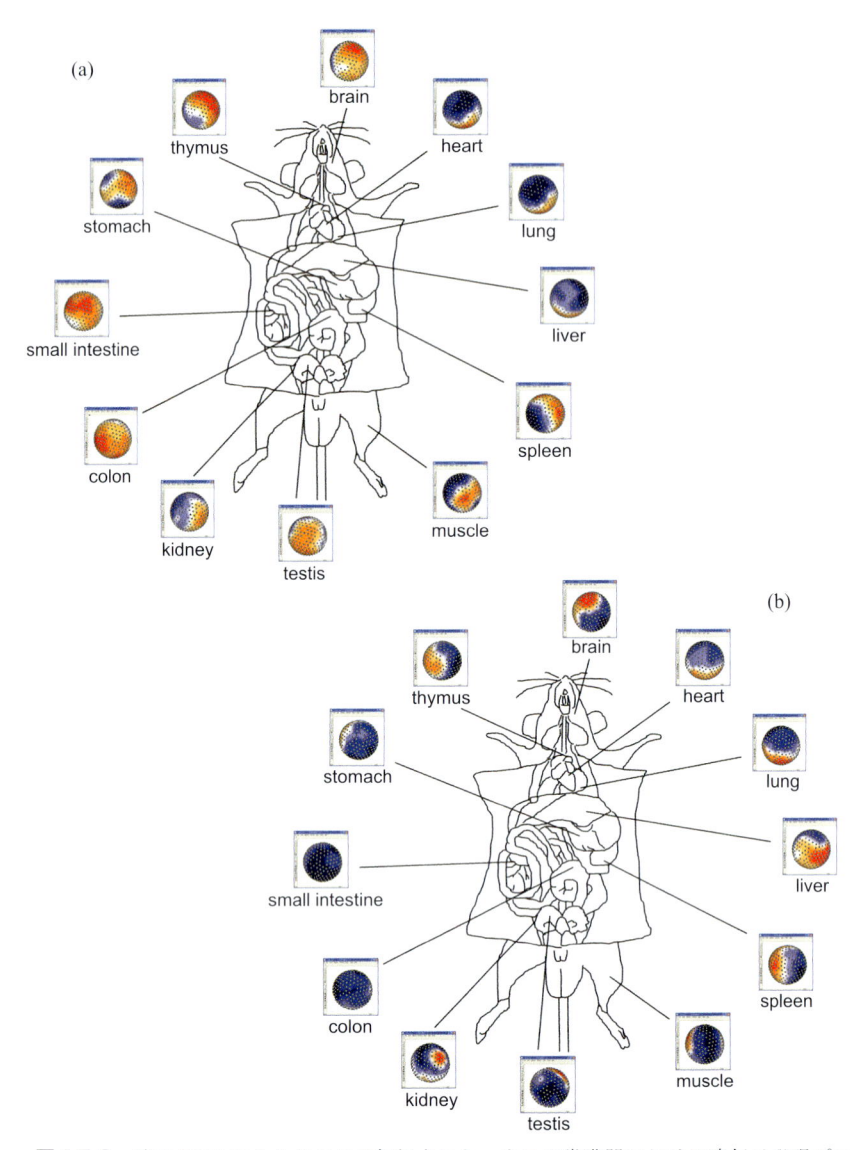

図 15.3 球面 SOM によりクラスタ解析されたマウス正常臓器における遺伝子発現プロファイルを示す．正規化されたデータセットを解析し，Cluster Blossom により可視化を行った．各遺伝子は，球面上に配置されており，図 15.1 と同様に，各遺伝子発現レベルを色により表示した．(a), (b) はそれぞれクラスタ解析結果であるグローバルマップの表面および裏面を表している

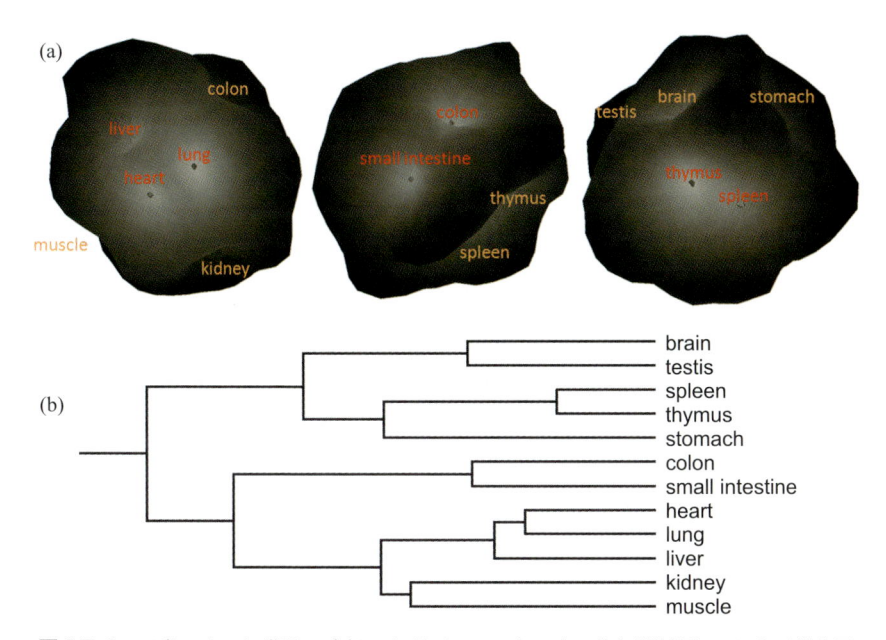

図 15.4 正常マウス組織間の遺伝子発現パターンを 3 次元位相関係図 (a) および樹状図 (b) で示した．(a) glyph 値 1.0 により計算された各ノード間の位相関係図を 3 方向から見た視野を表示している．表側に配置する組織は赤文字で示し，裏面に配置する組織はオレンジ色で示す．また，黒い影部分は組織間のデータの境面を示す．(b) 樹状図は，球面 SOM によるクラスタ解析により計算された

る組織であることからも，両者の高い類似性は非常に合理的である．また，心臓，肝臓および肺においても類似性が見られている．胚発生段階において，これらの組織の形成過程における共通点は見られないが，球面 SOM クラスタ解析により，他の臓器になく，この 3 臓器のみに共通する遺伝子発現プロファイルがあることが示唆される．さらなる展開として，正常組織と疾患組織間における球面 SOM を用いた遺伝子発現プロファイルによる比較解析を行っていくことで，新しい診断マーカーの探索が可能となると考えられる．

15.3.3 球面 SOM による生物活性低分子化合物のクラスタリング

　本研究では，これまでに抗腫瘍化合物として各種がん細胞に対する増殖阻害活性ならびにその作用機序が調査されている生物活性低分子化合物を球面 SOM によりクラスタリングした。トレーニングしたマップからデンドログラムを描き，群平均法により化合物を 9 つのクラスタに分類し，球面マップ表面を色分け表示した（図 15.5）。

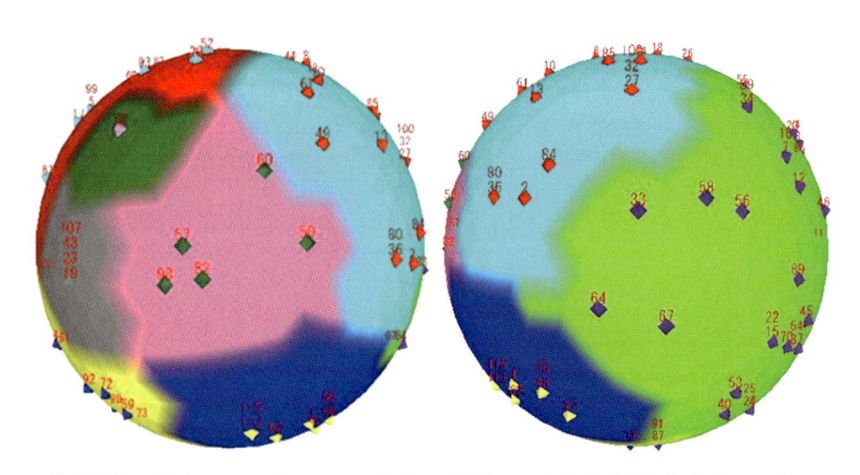

図 15.5　球面 SOM によるクラスタリング結果により色分けされた球面マップ。2 つの球面マップは同一マップをそれぞれ反対方向から眺めたもの。各クラスタの色は，G1:青, G2:黄色, G3:灰色, G4:緑, G5:ピンク, G6:水色, G7:黄緑, G8:白, G9:赤

　表 15.2 には，クラスタリングした結果とその正解率を示した。クラスタリングの正解率は 60〜100％ であり，平均すると 86.2％ であった。アルキル化剤である AC, A7, AI は他の作用機序の化合物より誤分類される傾向が高かった。抗 DNA 化合物である DI, DP, DR が核酸合成阻害剤である RI, RO, R と同じグループにクラスタリングされたことは興味深い結果である。この理由としては，これらの化合物がいずれも核酸代謝に関連する酵素に作用するためであると考えられる。

表 15.2　116 化合物の球面 SOM によるクラスタリング結果とクラスタ番号，マップ塗り分け色，クラスタに含まれる化合物の作用機序，クラスタリングの正解率．作用機序の略称は，〔DNA アルキル化剤〕A2：グアニンの N-2 位アルキル化，AC：アルキル基転移酵素に関するクロスリンキング剤，A7：グアニンの N-7 位アルキル化，AI：DNA インターカレーター，〔アンチ DNA 化合物〕DI：組み込みによる阻害，DP：ポリメラーゼ阻害，DR：リボヌクレアーゼレダクターゼ阻害，〔核酸合成阻害〕RF：葉酸代謝拮抗剤，RI：不可逆的阻害剤，RO：抗他前駆体阻害，R：未知部位の阻害，〔トポイソメラーゼ阻害剤〕T1：1 型トポイソメラーゼ阻害剤，T2：2 型トポイソメラーゼ阻害剤，〔チューブリンに作用する有糸分裂阻害剤〕TU

球面 SOM でのクラスタ群	マップ上での色	作用機序	精度 (%)
G1	青	RF	100
G2	黄色	T2	92
G3	灰色	TU	100
G4	緑	DP	100
G5	ピンク	TU	60
G6	水色	AC, A7	94
G7	黄緑	DI, DP, DR, RI, RO, R	82
G8	白	A2, A7	100
G9	赤	T1, T2	75

　本研究では，16 化合物が誤分類された．低分子化合物には複数の生体内標的分子に作用するものがあることが知られている．この誤分類の結果は，これらの化合物が実験的に確認されている作用機序に加え，他の生物活性を持っている可能性があることを示唆している．近年，既存薬剤の新規薬効発見による創薬手法は，リスクの低い効率的な新たな創薬方法として注目を集めている[13]．今後さらなる検討が必要ではあるが，球面 SOM が化合物の分類の有効な手法となり，既知化合物から新規生物活性を発見するのための有効な手法となることが期待される．

まとめ

　遺伝子発現プロファイルは今日，細胞と組織を特徴付けるための最も一般的な手段の一つである．これらの手段を用いた特定の細胞や組織に特異的な細胞

表面マーカーの同定は，診断と分子標的の鍵となる。DNA マイクロアレイは，細胞や組織中の遺伝子発現変化を検出する強力なハイスループット技術であり，一度に大量の有用な情報が得られるが，データ量があまりにも大きく扱いにくい。そのため，多次元データを低次元データや図に変換できる高機能のソフトウエアが必要とされている。今回，我々は DNA マイクロアレイと新規球面 SOM クラスタリング法を組み合わせることで細胞表面マーカーを見いだすことに成功した。この研究で提案された乳がん由来細胞に共通する特異的な細胞表面マーカーについては現在さらなる研究を進めている。

また，低分子化合物の球面 SOM による分類については，116 の抗腫瘍活性化合物をシンプルな化合物記述子を入力ベクトルとして 9 つのグループに分類し，作用機序を予測できることを示せた。現在，我々はこの結果をもとに，より大規模な化合物群に対して本手法を適用し，バーチャルスクリーニングへと応用することを検討している。

以上の結果から，球面 SOM はデータマイニングや多次元データからの知識発見，視覚化のための強力なツールであると言える。

参考文献

[1] W. W. van Osdol, T. G. Myers, K. D. Paull, K. W. Kohn and J. N. Weinstein : Use of the Kohonen self-organizing map to study the mechanisms of action of chemotherapeutic agents, *J. Natl. Cancer Inst.*, Vol.86, No.24, pp.1853–1859, 1994.
[2] G. Schneider and M. Nettekoven : Ligand-Based Combinatorial Design of Selective Purinergic Receptor (A2A) Antagonists Using Self-Organizing Maps, *J. Comb. Chem.*, Vol.53, pp.233–237, 2003.
[3] D. Kaiser, L. Terfloth, S. Kopp, J. Schulz, de R. Laet, P. Chiba, F. G. Ecker and J. Gasteiger : Self-Organizing Maps for Identification of New Inhibitors of P-Glycoprotein, *J. Med. Chem.*, Vol.50, No.7, pp.1698–1702, 2007.
[4] J. Li and P. Gramatica : Classification and Virtual Screening of Androgen Receptor Antagonists, *J. Chem. Inf. Model.*, Vol.50, No.5, pp.861–874, 2010.
[5] Tuoya, Y. Sugii, H. Satoh, D. Yu, Y. Matsuura, H. Tokutaka and M. Seno : Spherical self-organizing map as a helpful tool to identify category-specific cell surface markers, *Biochem Biophys Res Commun.*, Vol.376, No.2, pp.414–418, 2008.
[6] S. Abou-Sharieha, Y. Sugii, Tuoya, D. Yu, L. Chen, H. Tokutaka and M. Seno : Identification of TM9SF2 as a Candidate of the Cell Surface Marker Common to Breast Carcinoma Cells, *Clin. Oncol. Cancer Res.*, Vol.6, No.1, pp.1–9, 2009.

[7] Tuoya, K. Hirayama, T. Nagaoka, D. Yu, T. Fukuda, H. Tada, H. Yamada and M. Seno : Identification of cell surface marker candidates on SV-T2 cells using DNA microarray on DLC-coated glass, *Biochem. Biophys. Res. Commun.*, Vol.334, No.1, pp.263–268, 2005.
[8] C. Steinbeck, Y. Han, S. Kuhn, O. Horlacher, E. Luttmann and E. Willighagen : The chemistry development kit (CDK): An open source Java library for chemo- and bioinformatics, *J. Chem. Inf. Comput. Sci.*, Vol.43, No.2, pp.493–500, 2003.
[9] N. R. Lemoine, D. M. Barnes, D. P. Hollywood, C. M. Hughes, P. Smith, E. Dublin, S. A. Prigent, W. J. Gullick and H. C. Hurst : Expression of the ERBB3 gene product in breast cancer, *Br. J. Cancer*, Vol.66, pp.1116–1121, 1992.
[10] C. M. Quinn, J. L. Ostrowski, S. A. Lane, D. P. Loney, J. Teasdale and F. A. Benson : c-erbB-3 protein expression in human breast cancer: comparison with other tumor variables and survival, *Histopathology*, Vol.25, No.3, pp.247–252, 1994.
[11] H. Schabath, S. Runz, S. Joumaa and P. Altevogt : CD24 affects CXCR4 function in pre-B lymphocytes and breast carcinoma cells, *J. Cell Sci.*, Vol.119 (Pt2), pp.314–325, 2006.
[12] C. E. Shiau, P. Y. Lwigale, R. M. Das, S. A. Wilson and M. Bronner-Fraser : Robo2-Slit1 dependent cell-cell interactions mediate assembly of the trigeminal ganglion, *Nat. Neurosci.*, Vol.11, No.3, pp.269–276, 2008.
[13] M. J. Keiser, V. Setola, J. J. Irwin, C. Laggner, A. I. Abbas, S. J. Hufeisen, N. H. Jensen, M. B. Kuijer, R. C. Matos, T. B. Tran, R. Whaley, R. A. Glennon, J. Hert, K. L. Thomas, D. D. Edwards, B. K. Shoichet and B. L. Roth : Predicting new molecular targets for known drugs, *Nature*, Vol.462, No.7270, pp.175–181, 2009.

第16章
歩行を客観的に分類する簡便なシステムの開発

　肢体不自由のリハビリテーションにおいて，歩行練習は日常生活活動の再獲得のために重要な位置を占め，その治療効果判定には歩行分析が必要とされる。臨床で日常的に行われる歩行分析法の一つに評価者が目視で行う方法がある。これは正常歩行と対比しつつ情報を組織化し，観察の流れを会得し，データを解析するという習得の段階を要し[1]，ひとたび修得すれば簡便な一方で，主観的かつ定性的であり信頼性が乏しいとの批判もあり，定量的測定の必要性が説かれている[2]。機器を用いたヒト歩行の分析方法は画像処理，床に設置されたセンサ，体に装着したセンサの3つの手法に大別され[3]，現代の歩行分析は床反力の計測とともに身体運動の3次元記録を利用するものと定義されている[2]。3次元計測装置は筋電図などと同期可能で，複雑な身体運動を一時に計測することができ，定量的に歩行を評価できる一方で，機器が高価であること，測定場所が制限されること，データ処理に時間と人手が必要であることが臨床応用を妨げている[2]。

　桐山らは歩行時立脚期に足底に発生する圧を足裏に貼り付けた複数のセンサで計測する方法について，連続歩行を測定することが可能であり，高い再現性が確認された[4][5]としている。また同様に足裏に装着した複数の圧力センサを用いて健常者の足関節モーメントの推定も可能であるとの報告も見られる[6]。

　近年，リハビリテーション手法や治療手段にさまざまな革新が起こるなかで，臨床家においても責任ある介入を行うためには信頼に足る効果判定の方法が求められる。そこで，普及可能な程度に安価で操作が容易，かつ客観的な歩行評価の方法を臨床現場に提供することが必要と考えられる。

16.1　目的

持ち運びできる簡便な測定器具で計測されたヒトの足圧から歩行を客観的に分類し，可視化するシステムの開発を目指して，本研究ではシステムの信頼性・妥当性を評価する。

16.2　方法

16.2.1　システムの概要

SOM（自己組織化マップ）を用いてヒトの歩行を客観的に分類する簡便なシステム（以下，本システム）は装具を応用した測定装置と測定値の記録装置，SOMを用いた解析プログラムおよびマップを表示するディスプレイからなる。

解析プログラムはSOMジャパン製球面SOMアプリ「Blossom」を用いた。球面SOMで得られたクラスタ分析は群平均法で行われたクラスタ分析とよく一致するといわれ，ベンチマークで比較した結果95～99％の一致率であったという[7]。表示にはフリーソフト「Mr. Torus」を用いた平面SOMを用いた。

16.2.2　システムの各構成要素

（1）測定装置

測定装置はボタン型フィルム状圧力センサ（FlexiForce A201-100 ニッタ株式会社）を短下肢装具の母指球部・小指球部・踵部に設置し，その感圧部に同サイズの薄型円盤（直径約1 cm）を貼り，それらの上に靴底型のカーボン製の板を置いたものを用いた。短下肢装具には調節機能付き後方平板支柱型短下肢装具（TAPS，東名ブレース株式会社）を用いた。靴サイズ26～27 cmの被験者を想定して足部を作成した。測定装置の全体像を図16.1

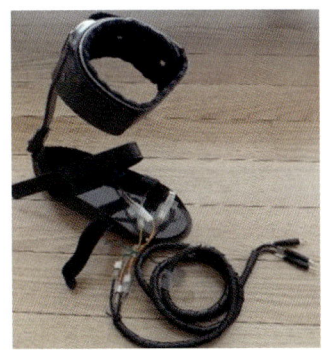

図 16.1　測定装置

に示した。

(2) 記録装置

圧力センサからの入力を mbed マイコン（搭載プロセッサは NXP 製 LPC1768）を用いてデータ処理して SD カードに記録する装置を作製し，これを用いた。サンプリング周波数は 100 Hz とした。

(3) SOM による解析と表示

記録されたデータの処理を行った後，「Blossom」で分類を行い，「Mr. Torus」を用いて表示した。

16.2.3　対象

一見して異常歩行を呈していない，両下肢ともに大きな外傷や麻痺の既往のない協力者を募り，活動に影響を与える重大な既往のない就労中の男性 2 名から同意が得られた。表 16.1 に被験者の基本情報を示す。

表 16.1　被験者の基本情報

被験者番号	1	2
年齢（歳）	41	35
性別	男性	男性
身長（cm）	175	170
体重（kg）	74	75
靴サイズ（cm）	26	26.5
再試行までの間隔（日）	40	32

16.2.4　測定条件と歩行課題

歩行路は全長 10.8 m であり，リノリウムタイル材がコンクリート直張りされていた。スタート・ストップ位置には印を置き，データはスタート位置で検査者が被験者に合図をして歩き始めてからストップ位置に停止するまで記録装置で計測した。被験者は装具の適合を確認された上で，装具歩行に慣れる目的で自由歩行を 6 回行った。歩行課題として歩行路で自由歩行，装具装着側の上肢を振らないで行う歩行，両上肢を体幹につけて振らずに行う歩行の 3 課題をそれぞれ 2 試行ずつ，合計 6 試行を行うこととした。試行は十分な間隔をあけて初試行と再試行の 2 日間，同じ内容で行った。表 16.2 に試行の条件と SOM

に表示する試行番号を示した．

表 16.2 被験者の試行番号

被験者番号	1	2
自由歩行（初試行）	251, 252	351, 352
自由歩行（再試行）	253, 254	353, 354
右上肢を振らずに歩行（初試行）	261, 262	361, 362
右上肢を振らずに歩行（再試行）	263, 264	363, 364
両上肢を振らずに歩行（初試行）	271, 272	371, 372
両上肢を振らずに歩行（再試行）	273, 274	373, 374

16.2.5 記録データの処理と解析

（1）代表値の抽出

検査者が 1 歩行周期のデータを切り出し，3 つの圧力センサから得られた情報からそれぞれ 20 の代表値を抽出し，同時に抽出した周期を記録する．以上の作業によって得られた合計 60 の圧力データと時間情報から 1 歩行周期を 1×61 次元のベクトルで表現した．分析では連続する 2 歩行周期をつなぎ合わせ，試行ごとに 1×122 次元のベクトルを使用した．

（2）解析

試行で得られたベクトルを用いて被験者の歩行に関する SOM を作成した．2 人の被験者の試行データの弁別が正しく行われたかを検討することによって妥当性の検討を行った．

再試行で得られたベクトルを初回の試行で得られたベクトルと併せて SOM を作成し，異なる日の試行であっても SOM がそれぞれの被験者の歩行を再び正しく弁別するかを検討することによって信頼性の検討を行った．

信頼性・妥当性の検討ともに，得られたクラスタ間の類似度・非類似度を，樹状図を用いて検証し，マップによる表現と比較した．

16.3 結果

(1) 初試行の解析

初試行の SOM を図 16.2 に示した。マップでは被験者 1 (試行 ID：251，252，261，262，271，272) と被験者 2 (試行 ID：351，352，361，362，371，372) は異なるクラスタに分類された。

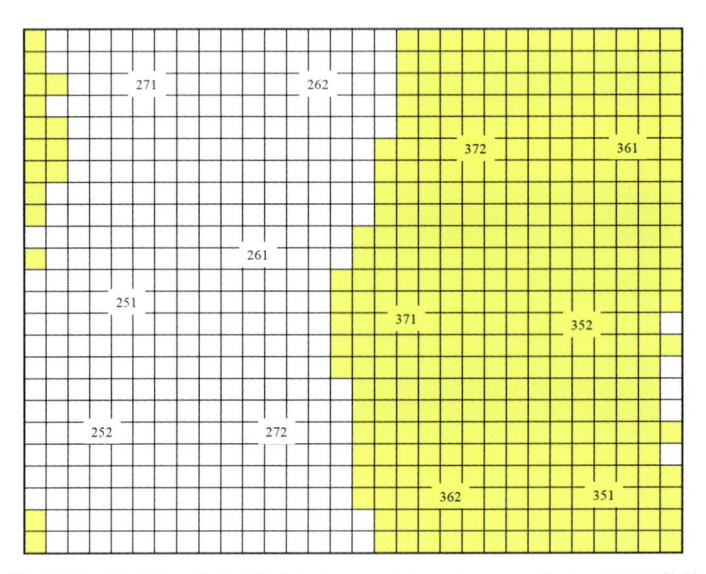

図 16.2 妥当性の検討で作成した Torus SOM でのマップ，100000 回学習

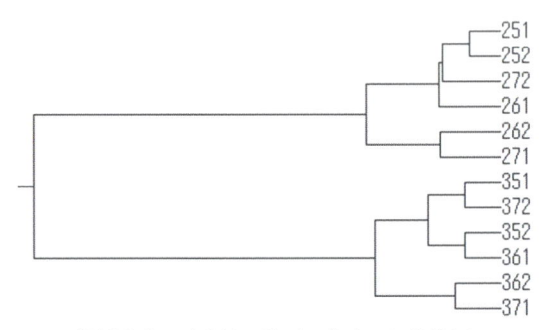

図 16.3 妥当性の検討で作成した樹状図

また，樹状図を図 16.3 に示した．樹状図でも被験者 1 と被験者 2 は非類似度が高かった．以上，測定装置から得られた被験者のデータに SOM を用いて，2 人の被験者を弁別した．

（2）再試行後の解析

再試行後の解析では，初試行の解析で確認された被験者の弁別が再現されるかについて検討を行った．被験者は再試行においても，初試行と同じ課題に取り組んだ．初試行を行った日と再試行を行った日の間隔は被験者 1 で 40 日，被験者 2 では 32 日であった．初試行と再試行で得られたデータから作成した SOM を図 16.4 に示す．図 16.4 においても図 16.2 と同様に被験者 1 と被験者 2 は明瞭に分類された．樹状図（図 16.5）においても，図 16.3 と同様に 2 群からなるクラスタが高い非類似度で分類された．以上，異なる日に行われた試行データを用いても SOM は被験者を初試行と同様に弁別した．

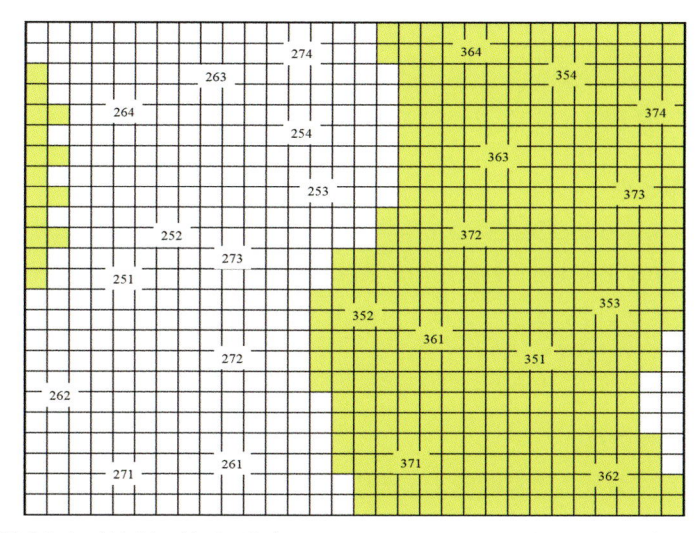

図 16.4　信頼性の検討で作成した Torus SOM でのマップ，100000 回学習。
　　　　 原図は外し，直接，色付けして境界を見やすくした

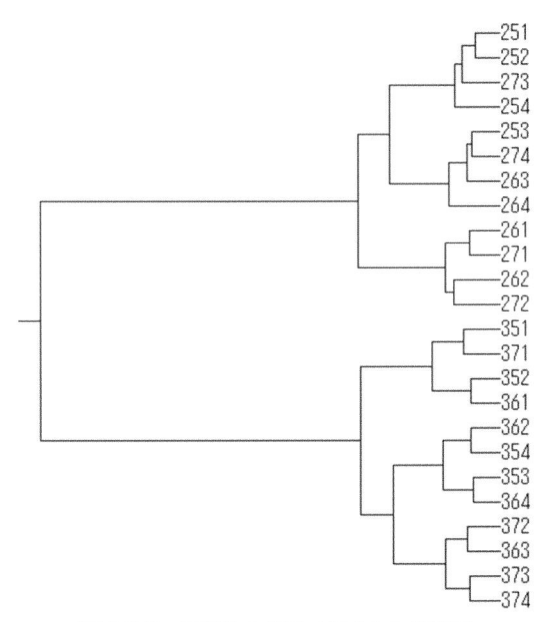

図 16.5　信頼性の検討で作成した樹状図

16.4　考察

（1）実験条件

　被験者は明らかな異常歩行を呈するプロフィールを持つ者は除外されており，いわゆる正常歩行で社会生活を営む被験者であった．身長・体重測定装置と足の適合が測定に影響を及ぼす可能性があったが，被験者に協力が得られ，実験条件は統制できた．

（2）妥当性の検討

　SOM が被験者 1 と被験者 2 を適切に弁別しえたことから，本システムが SOM を用いて歩行時の足圧データから被験者の歩行を客観的に分類する機能を有する可能性があると考えられた．しかし，同一被験者について，課題ごとの弁別には成功しておらず，どの程度の課題の変化をシステムが弁別するのかは他の歩行分析法との対照による検討が必要である．

(3) 信頼性の検討

システムを用いて被験者 1,被験者 2 の異なる日の試行を被験者毎に弁別しえたことから,本システムが被験者の歩行分析について信頼性を有する可能性があると考えられた。樹状図では非類似度を定量できたが,マップでは非類似度を平面上の距離だけでなく,方向も情報として与えられ,情報の質的な相違を検討する材料となりえた。

(4) 本研究で採用した分析の 2 つの表現法(平面 SOM と樹状図)の比較と本システムの特徴

本研究ではいずれの分析においても,2 つのソフトで同じ非線形主成分分析を行い,同様のクラスタを形成した。結果・考察では樹状図を計算する機能を持たない平面 SOM でマップを提示し,球面 SOM で作成された樹状図を用いてその所見を再検討した。

同じ分析を 2 つの表現方法で表現し,比較したことになるが,樹状図は平面上の距離を数値で表現できる一方で,要素間の非類似の質を表現することはできなかった。SOM は要素間の非類似性を距離で表現し,また,ある要素から同距離でも方向の違う位置に布置された 2 つの要素間の相違も表現できており,要素間の非類似の質を表現していたと考えられる。これは「あの歩行とこの歩行は,検討しているクラスタとの非類似性が同程度に高いが,違いの質が違う」という認識を臨床家にもたらすことができ,これは本システムの特徴であると考えられた。他の歩行分析装置は物理量のグラフ化など線形的なデータ提示の方法か,動画の提示・比較という非常に複雑な情報の提示,あるいはそれらの併用により情報を表示する方法をとっており,他の装置が持たない本システムのこの特徴は臨床現場で客観的な歩行分析の結果を患者に感覚的に伝えることができ,有用であると考えられる。

(5) 本研究の限界

本研究は本システムだけを用いた検討であり,今後,3 次元動作解析・床反力計との対照が必要である。一方で実地臨床に適用するために,目視で行う歩行分析とマップの分類との照らし合わせも必要と思われる。

2事例での検討であり，より多くの対象を用いて妥当性・信頼性を検討していく必要がある．さらに，患者への治療による歩容の改善など，臨床で応用するためには同一被験者の歩容の変化を弁別するための検討も必要である．

(6) 今後の展望

本システムは総重量1kg未満であり，軽量かつ機械的にもシンプルなため，頑丈なカバンに入れて移動して使用することができる．また，測定した現場での分析が可能であった．表現法も直感的に理解しやすく，臨床応用に大きな可能性を見いだせた．今後，評価を重ね，より安価で実用的なシステムに近づけ，意味のあるリハビリテーション，より科学的なリハビリテーションの普及に貢献したい．

まとめ

持ち運びできる簡便な測定器具で計測された歩行中の足圧から歩行を客観的に分類し，可視化するシステムを試作した．装置が個人の歩行時の足圧を弁別する機能と，機能の再現性を確認した．

謝辞：本論文の研究は平成25年度フランスベッド・メディカルホームケア研究・助成財団の研究助成金の助成を受けて行われた．

参考文献

[1] J. Perry：Gait Analysis Normal and Pathological Function, SLACK Incorporated, 1992.
[2] 中村隆一：臨床運動学（第3版），医歯薬出版，2002.
[3] A. Muro-de-la-Herran, B. Garcia-Zapirain, A. Mendez-Zorrilla：Gait Analysis Methods An Overview of Wearable and Non-Wearable Systems, Highlighting Clinical Applications, Sensors, vol.14, pp.3362–2294, 2014.
[4] 桐山希一：足底圧を指標とした歩行時の体重移動の変化の分析，理学療法学，vol.31（Supplement_2），pp.419, 2004.
[5] 桐山希一：足底圧の動的変化を指標とした健常成人の歩行制御及び片麻痺歩行に関する研究，医療保健学研究，vol.3, pp.1–40, 2012.
[6] 松田拓也：足底圧計測装置による床反力，及び下肢関節モーメントの推定，平成14年度高知工科大学修士論文，2012.
[7] 徳高平蔵：第4章 球面SOMを用いたクラスタ分析，自己組織化マップとその応用，pp.43–56, シュプリンガー・フェアラーク東京，2007.

第17章

アルツハイマー病患者と家族の関係性分析

　認知症は，いったん正常に発達した認知機能が後天的な脳の障害によって持続的に低下し，日常生活や社会生活に支障をきたすようになった状態を指す[1]。厚生労働省研究斑の調査によると，65歳以上の高齢者のうち認知症の人は推計15％で，2012年時点で462万人にのぼることが報告されている[2]。また，認知症の有病率は加齢とともに上昇することが知られており，今後，高齢社会がさらに進み認知症患者の増加が予想される日本において，認知症に関する研究および実践は国民全体にとってきわめて重要な課題である。

17.1　アルツハイマー病とは

　認知症をきたす疾患は種々存在するが，日本ではアルツハイマー病（Alzheimer's Disease，以下AD）が最も多い[2]。ADは物忘れ（記憶障害）が主体の生活障害が現れる軽度の段階から，日付や場所の見当がつかなくなる中等度の段階を経て，トイレや入浴に介助が必要となる高度の段階まで，慢性進行性の経過をたどる[3]。

　また，AD患者の脳では発症の数年前からADと同定できる変化が起こっていることが判明して以降，認知症の前駆状態である軽度認知障害（mild cognitive impairment；MCI）の段階から治療を開始することの重要性が指摘され，2011年にはNIA-AAによりADの前駆状態としてのMCI（MCI due to AD，以下MCI）の明確な定義づけがなされている。この定義によると，MCIは患者，情報提供者あるいは臨床家により報告される認知機能の変化，1つ

たはそれ以上の領域にわたる認知機能障害の他覚的エビデンス（記銘力障害も含む），生活機能面では自立している，認知症ではない，の4つが基準として挙げられている[4]。つまり，認知機能が軽度に，しかし確実に障害されており，患者あるいは家族などがその変化を感じているが，生活に支障はない状態であると言える。MCIからADへの進行を抑制するためには，適度な運動や社会活動，楽しい交友などの非薬物療法が推奨されている[4]。

17.2　アルツハイマー病患者の体験世界

以上に述べてきたように，ADでは進行により記憶障害をはじめとする認知機能障害や日常生活の支障が生じるわけであるが，この変化は認知症患者の体験する世界にも変化をもたらす。たとえば，結婚して50年，毎朝つくっていた味噌汁をつくる手順がふとした瞬間にわからなくなる，何気なく置いた物がどんなに探しても見つからない，忘れないようにと夫に伝言すれば「何回も言わなくてもわかる」と怒られる。このような体験の変化は，患者のみならず家族にも戸惑いや落胆，恐怖あるいは怒りを引き起こす[5]。

たとえば，忘れることに不安になった患者が何度も明日の予定を確認する行為が生じたとしよう。この場合，患者は確認したことを忘れるので，確認行為は5分に1回の頻度で生じることも珍しくない。確認行為が繰り返されたとき，家族は最初こそ笑顔で答えていても，何度も繰り返されれば異変を感じて戸惑ったり，苦痛に感じて思わず「さっき言ったでしょう」と怒ってしまうこともある。家族の戸惑いや怒りは患者の不安を助長し，怒られないようにと確認行動が増加したり，ときには抑うつ状態を引き起こすことすらある。このような状態に陥ると患者の気持ちは内にこもりがちになり，MCIからADへの進展のリスクも上昇する。実際に，自分の記憶障害を訴えているMCIの人はそうでない人よりも認知症に移行するという調査結果もある[6]。患者の心理面の不安定さは，介護者の介護負担感を増幅させて不適切な対応を招くとともに，患者と周囲との関係性を悪化させ，症状悪化の危険性を高めるといった悪循環が生じやすい。このため，MCIの段階から，家族との関係性を含めた患者の体験世界を把握し，介入していくことが必要である。

17.3 アルツハイマー病患者の病識に関する研究の動向

ADでは記憶障害が中核的な症状であるが，患者は自身の記憶障害について，おかしいと思っていることもあれば，認識しておらず指摘されても否定する場合もある[4]。このように自己の記憶障害を正しく認識しない状態は，病識の低下と呼ばれ，介護の拒否や通院，治療の拒否にもつながるということで，病識の低下の程度を評価する試みが行われてきた[7]。臨床場面で用いられる病識の評価法としてはDiscrepancy法があり，患者自身の記憶障害の評価（記憶障害の自覚）と，家族から見た患者の記憶障害の程度（記憶障害の他覚）の差を算出し，そのズレの大きさで病識の低下の程度が評価される。このDiscrepancy法は手軽である一方，介護者の評価がつねに患者の症状を適切に評価しているとは限らず，介護者自身の性格や健康度，患者との関係といった要因も関係することが指摘されている[8]。

また，認知症患者の病識は精神症状（不安や抑うつなど）や周囲との関係性によって変化することが臨床上知られており[9]，単なる病識の高低だけで評価するのではなく，その背景にある心理状態を把握することが求められている。そこで本章では，Discrepancy法による病識の評価に使用されていた患者の記憶障害の自覚と家族から報告される記憶障害の程度の評価（以下，他覚）を，患者と家族が経験しているアルツハイマー病の体験の表れとして理解し，両者の認識のズレだけでなく，そもそもの認識の高低も加味して評価し，患者の体験世界を詳しく検討することを試みる。

17.4 SOMを用いた最軽度AD患者と家族の病識の評価

（1）目的

前述のとおりAD患者の記憶障害の自覚は，患者の気分や家族との関係が関連している。自覚と他覚を用いた患者の体験世界の理解への有効性を調べる。

(2) 方法

対象は，総合病院神経内科外来を受診した MCI 患者とその付添家族計 25 組。患者の記憶障害の自覚，家族から見た患者の記憶障害の程度（他覚）には日本版日常記憶チェックリスト（Everyday Memory Checklist[10]，以下 EMC）を用いた。EMC は日常記憶の障害のために実生活で起こりうる問題あるいはそのような場面 13 項目から構成される。得点範囲は 0～39 点で，得点が高くなるほど記憶障害の認識が高いことを示す。今回は患者，家族にそれぞれ EMC に回答してもらい，患者 EMC スコア，家族 EMC スコア，さらに家族の EMC スコアから患者の EMC スコアを引いた EMC（家族－患者）スコアを算出した。患者の気分状態の測定には POMS（Profile of Mood States）[11] 短縮版にて「抑うつ-落ち込み」「緊張-不安」「怒り-敵意」「活気（元気さ，躍動感ないし活力）」「疲労（意欲や活力の低下，疲労感）」「混乱（思考力低下，当惑）」を測定した（括弧内は下位尺度の注釈）。過去 1 か月の気分状態を測定するもので，各下位尺度の得点範囲は 0～20 点，得点が高いほど気分変調の認識が高いことを示す。患者の認知機能障害の評価は日本版リバーミード行動記憶検査の Standard Profile Score（SPS）（得点範囲は 0～24 点，得点が低いほど記憶障害が重度であることを示す）を用い，記憶障害の程度は Mini-Mental State Examination（MMSE）（得点範囲は 0～30 点，23 点以下は認知症の疑いありと判定される。得点が低いほど重症であることを示す）を用いて，全般的な認知機能障害の程度を評価した。分析には球面 SOM ソフト「Blossom」および IBM SPSS Statistics19.0 を用いた。

(3) 結果と考察

球面 SOM ソフト「Blossom」を用い，患者 EMC スコアと家族 EMC スコアをそれぞれ正規化した上で学習を行うとともに，樹状図を作成し，樹状図をもとに球面上のクラスタ群の色分けを行った（図 17.1，図 17.2）。

また，3 群の患者背景と EMC スコアの結果を表 17.1 に示す。

Group 1（球面 SOM の白色の部分，樹状図の G1）は患者 EMC スコアも家族 EMC スコアも他の 2 群より低く，両者とも記憶障害の訴えは強くない。EMC の得点項目から，患者も家族も，患者の記憶障害は物の置き忘れやし忘れ，約

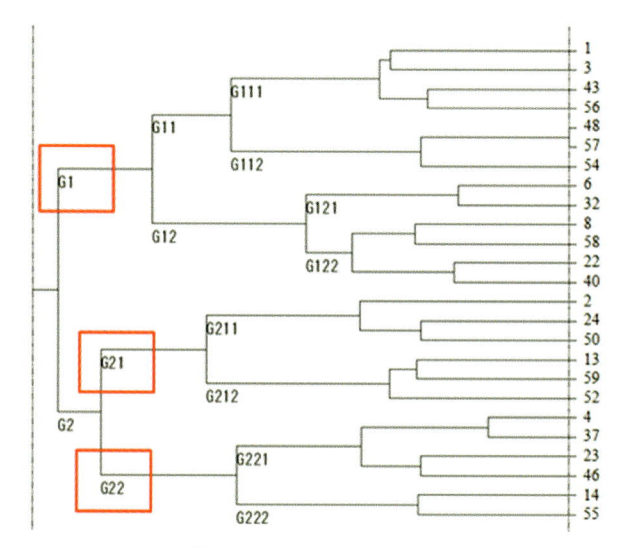

第 17 章 アルツハイマー病患者と家族の関係性分析 163

図 17.1 作成した樹状図

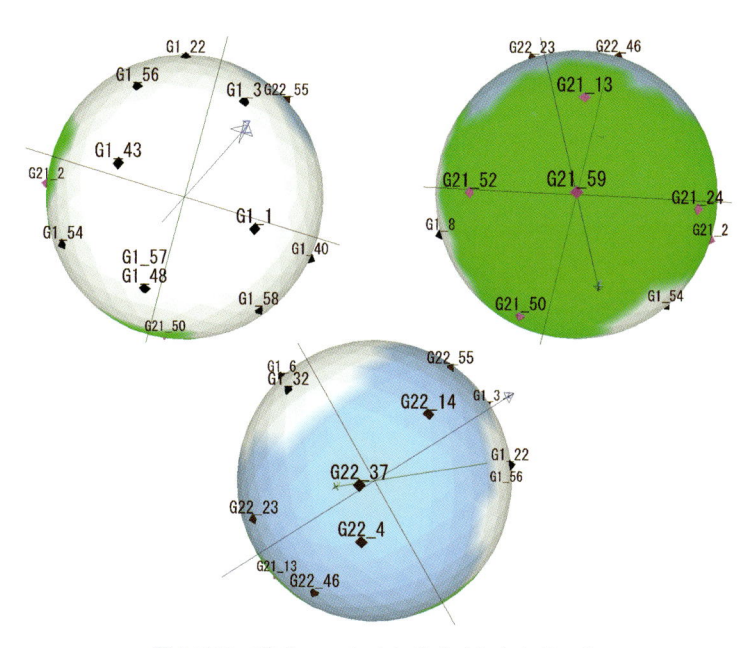

図 17.2 球面 SOM により色分けしたクラスタ

表17.1　各群の基本属性およびEMCスコア

	Group 1	Group 2	Group 3	F 値	下位検定
患者数	13	6	6		
年齢	78.8(5.2)	79.0(9.7)	72.7(15.4)	0.96	
性(男/女)	1/12	1/5	3/3		
患者 EMC	8.1(3.9)	3.8(3.1)	18.5(2.6)	30.02**	(群1, 2＜群3)
家族 EMC	12.3(3.8)	25.4(8.6)	24.3(8.7)	11.74**	(群1＜群2, 3)
EMC(家族－患者)	4.2(3.1)	21.5(6.8)	5.8(8.8)	19.35**	(群1, 3＜2)

カッコ内は標準偏差，群1＝Group 1, 群2＝Group 2, 群3＝Group 3, $*p<.05$, $**p<.01$

束を忘れることが時々ある程度と認識していることがわかった。本調査対象がMCIという日常生活への支障が明らかにならない段階であることを考えると，この認識が極めて異常だとは考えられない。また，患者と家族のEMCスコアのズレも小さく，患者も家族も，たまに患者は忘れることがあるという認識を共有していると考えられる。Group 2（球面SOMの緑色の部分，樹状図のG21）は，患者EMCスコアは低く，家族EMCスコアは高めであり，両者の認識にズレが生じている。EMCの得点項目から，患者は自身の記憶障害について，忘れることはほとんどなく，あっても物の置き忘れが時々ある程度であり，自分が人の名前を忘れるようなことは一切ないと認識していることがわかった。一方，家族は患者の記憶障害について，置き忘れはよくあり，人の名前を忘れていることもよくあると認識していることがわかった。このような両者の認識のズレの大きさは3群中で最大である。患者は忘れていることをさほど気にすることなく過ごしており，家族が患者の記憶障害に対処している状況であると考えることもできるだろう。Group 3（球面SOMの水色の部分，樹状図のG22）は，患者EMCスコアも家族EMCスコアも高く，患者も家族も記憶障害の訴えが強い。EMCの得点項目から，患者も家族も，患者の記憶障害は物の置き忘れやし忘れがよくあり，日々の生活のなかで記憶障害が目立つと認識していることがわかった。患者も家族もともにEMCスコアが高いためズレは小さいが，記憶障害に対して患者も家族も非常に気にしている様子がうかがえる。

　このように記憶障害の自覚と他覚に違いのある3群であるが，患者の記憶障

表 17.2　各指標の平均値および標準偏差（群別）

		Group 1	Group 2	Group 3	F 値	下位検定
SPS		8.6(3.5)	4.3(3.2)	8.0(5.0)	2.64	
MMSE		24.5(2.6)	24.7(2.6)	22.8(2.5)	1.06	
POMS	緊張-不安	3.9(3.4)	1.5(1.4)	7.7(3.1)	6.43**	（群 1, 2 ＜ 群 3）
	抑うつ-落ち込み	3.8(3.1)	0.5(0.8)	4.7(2.4)	4.49*	（群 2 ＜ 群 1, 3）
	怒り-敵意	2.9(4.0)	0.8(1.3)	3.8(5.4)	0.93	
	活気	4.5(2.5)	7.5(4.5)	5.5(3.4)	1.69	
	疲労	4.4(3.6)	1.3(1.6)	8.0(3.9)	6.02**	（群 2 ＜ 群 3）
	混乱	7.3(3.3)	4.0(1.1)	11.8(4.5)	8.78**	（群 1, 2 ＜ 群 3）

カッコ内は標準偏差，群 1 ＝ Group 1，群 2 ＝ Group 2，群 3 ＝ Group 3，* p ＜ .05，** p ＜ .01

害の程度や心理状態にも違いがあるだろうか。そこで，次に患者の認知機能障害の程度と気分状態について 3 群で比較し（一要因分散分析），結果を表 17.2 に示した。

まず，3 群間の認知機能障害の程度の比較であるが，全般的な認知機能障害の程度を測定する MMSE に差はなく，記憶障害の指標である SPS は平均値を見ると Group 2 がやや低く見えるが，分散分析の結果では差が認められなかった。つまり，3 群で記憶障害の自覚や他覚の程度に差が見られたが，実際の記憶障害の程度は 3 群間で明確な差が認められないことがわかった。患者の記憶障害の自覚の程度と実際の記憶障害の程度や認知機能障害の程度は関連しないことはさまざまな先行研究で報告されており[8]，今回の結果も先行研究を支持するものであった。

次に，患者の心理的状況を把握するために行った POMS の比較では，3 群間で差が認められ，とくに Group 3 の患者は不安や当惑などさまざまな気分を日々経験していることがわかった。これは，臨床現場で報告されている，周囲との関係性と患者の不安および病識とのつながり[9]の一端を捉えることができたとも考えられる。なお，「抑うつ-落ち込み」は Group 3 に加えて Group 1 も Group 2 より高いが，これは Group 2 の値が 0 に近いため相対的に高くなったと考えられる。

これまでの結果をまとめると，Group 1 は，患者も家族も患者の記憶障害を

時折認識しており，時に患者も気分の落ち込みをはじめさまざまな気分を経験するが，目立ちはせず，安定した気分状態であると考えられる。

　Group 2 は，患者は記憶障害を気にせず過ごしており，家族は患者の記憶障害に気づき対処している状況が推測された。患者の気分状態は活気があり，不安や気分の落ち込みなどは認められない状態であったことも，この両者の関係性理解を支持するものと思われる。本群は患者の記憶障害に家族が気づき，当惑や落胆などを経験していると推測されるため，家族への支援を中心に進める必要があると考えられる。

　Group 3 は，患者も家族も記憶障害を強く訴えており，患者の気分状態も不安が高く，意欲や活力の低下や当惑が強い状況であると考えられた。両者ともに記憶障害を気にして生活しており，Group 1 と同様に認識のズレは認められなかったが，患者の気分状態は安定しておらず，支援が必要であると考えられる。また，高い記憶障害の自覚と気分の落ち込みが見られる患者を持つ家族は，患者が呈している状態が認知症なのか精神的不調なのか判断に迷い，対応にも苦慮すると指摘されている[12]。患者の不安から家族の不適切な対応に至る悪循環を防ぐためにも，家族に対する支援も行う必要がある。なお，表 17.1 の「EMC（家族 − 患者）」の値にあるように，Group 1 と Group 3 は，患者と家族の EMC スコアのズレの大きさに有意な差は認められなかった。つまり，従来用いられてきた Discrepancy 法では同じ群に分類されると推測される。しかし，上述したように患者の心理状態や支援の対象，支援方法という面では，この 2 群には違いがあると考えられる。Discrepancy 法という患者と家族の認識のズレのみをみる方法ではなく，両者の認識のパターンをみる本分析法により，Group 1 と Group 3 という，心理状態が異なる 2 群を弁別できたことは，本分析法を用いる利点と言えよう。

まとめ

　MCI 患者の記憶障害の認識の程度と患者の家族が認識する患者の記憶障害程度を球面 SOM を用いてクラスタ化し，各群の心理的特徴と，必要と考えられる支援について考察した。本報告はあくまで試みという限定的なものである

が，従来の Discrepancy 法では弁別できなかった群を抽出することもでき，支援の方向性を検討するための一助として本手法の利用可能性を示すことができたと考えられる．とくに，アルツハイマー病は病気を抱える患者のみならず，家族の生活にも大きな影響を及ぼし，患者と家族は病気の進行とともに関係性を変化させながら症状に適応していくことが求められる．患者の症状と家族の介護負担も独立したものではなく，相互に深く関係するため，アルツハイマー病患者と家族の支援には，両者の関係性の視点は欠かせない．今回は患者と家族の記憶障害の認識に基づく両者の関係性や支援方法の検討であったが，今後は患者と家族の関係性に影響すると思われる他の要因（続柄や介護負担感など）も加えて検討し，必要に応じて修正していく必要がある．

参考文献

[1] 日本神経学会（編）：認知症疾患治療ガイドライン 2010，医学書院，2010.
[2] 朝田隆：都市部における認知症有病率と認知症の生活機能障害への対応，厚生労働科学研究補助金・総合研究報告書，pp.1–10，2013.
[3] B. Reisberg, S. H. Ferris, R. Anand, M. J. de Leon, M. K. Schneck, C. Buttinger and J. Borenstein : Functional staging of dementia of the Alzheimer type, Ann. N. Y. Acad. Sci., Vol.435, pp.481–483, 1984.
[4] 中島健二，天野直二，下濱俊，冨本秀和，三村將（編）：認知症ハンドブック，医学書院，2010.
[5] 北村世都：認知症高齢者を支える人々の心理的理解と支援，広島大学大学院心理臨床教育研究センター紀要，Vol.12, pp.12–17, 2013.
[6] K. Palmer, HX. Wang, L. Bäckman, B. Winblad, L. Fratiglioni : Differential Evolution of Cognitive Impairment in Nondemented Older Persons: Results From the Kungsholmen Project, Am. J. Psychiatry, Vol.59, No.3, pp.436–442, 2002.
[7] 羽生春夫，佐藤友彦，赤井知高，酒井稔，高崎朗，岩本俊彦：老年期認知症患者の病識，日本老年医学会雑誌，Vol.44, pp.463–469, 2007.
[8] L. Clare : Awareness in early-stage Alzheimer's disease: A review of methods and evidence, Br. J. Clin. Psychol., Vol.43, pp.177–196, 2004.
[9] 松田実，翁朋子，長浜康弘：人との関係性からみた認知症症候学，老年精神医学雑誌，Vol.20, pp.104–112, 2009.
[10] 数井裕光，綿森淑子，本多留実，森悦朗：日本版日常記憶チェックリストの有用性の検討，脳と神経，Vol.55, pp.317–325, 2003.
[11] 横山和仁編著：POMS 短縮版 手引と事例解説，金子書房，2006.
[12] 荒井佐和子：アルツハイマー病患者の記憶障害の自覚と気分に関する心理学的研究，広島大学大学院教育学研究科博士論文（未公刊）．

第18章
固形製剤の開発

　製剤は処方成分や製造工程におけるさまざまな要因（設計変数）によって構成され，有効性や安全性，安定性など，さまざまな製剤特性を同時に満たすことが要求される。実際のところ，製剤の設計変数と製剤特性の因果関係は非常に複雑であり，これまでの製剤開発では，設計者の主観的かつ経験的判断に偏った製剤設計が行われてきた。しかし，そのような設計手法では製剤の試作と評価を試行錯誤的に繰り返すこととなり，膨大な時間と費用が必要となる。

　近年，製薬産業における研究開発費は増え続ける一方であり，製剤設計の高効率化や開発コスト削減の要求が高まっている。また，日米欧医薬品規制ハーモナイゼーション国際会議（ICH）製剤開発ガイドライン（Q8）[1][2]では，製剤設計において客観的かつ合理的な根拠を付与することを提唱しており，製剤の品質が科学的な根拠に基づいて保証される Quality by Design（QbD）の考え方がますます重要視されるようになっている。このような背景から，内在する設計変数-製剤特性間の潜在構造を定量的に可視化できる手法の開発が強く望まれている。しかし，すべての因子の情報を保ったまま包括的に多変量データを可視化することは困難である。

　筆者らは，そうした課題を解決するため，多変量データの可視化手法として知られる Kohonen の自己組織化マップ（SOM）[3]に着目した。SOM では，いくつかの設計変数と製剤特性からなる多変量のデータをその非線形性を保ったまま2次元のマップ上に写像することができる。因子を要約することなく取り出せるため，各因子間の因果関係を包括的に，あるいは局所的に考察することが可能である。近年では，SOM は創薬や臨床の分野においても応用され，優れたデータマイニングの手法として注目されている[4]~[9]。本章では，SOM クラスタリングをテオフィリン配合固形製剤の製剤設計に応用した研究事例を

紹介したい。

18.1 設計変数-製剤特性間の潜在構造可視化を目的とした SOM 解析手法

　実験データの収集から SOM クラスタリングに至る筆者らの手法の流れを図 18.1 に示した。実験計画法に従って設計変数を変化させたモデル製剤を調製し，それらの製剤特性を用いて SOM による解析を行った。なお，SOM の適用には比較的多くのデータセットが必要であるため，応答曲面法を併用して少数の実験データから SOM 解析に必要なデータセットを作成した。すなわち，応答曲面法によって未知処方の製剤特性データを作成したうえで，SOM によるクラスタリングを行った。以降にそれぞれの工程の詳細を記す。

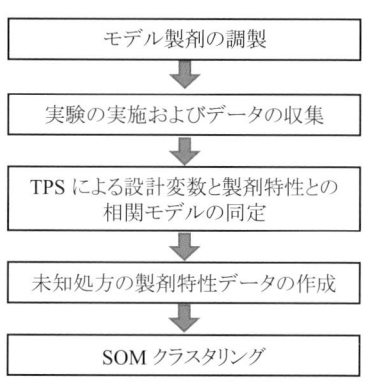

図 18.1　設計変数-特性間の潜在構造可視化のための SOM 解析の流れ

18.1.1　モデル製剤の調製および製剤特性の測定

　モデル製剤の処方を表 18.1 に示した。主薬であるテオフィリンを 40％ 配合し，その他の成分として，結晶セルロース（MCC），乳糖，コーンスターチなどの添加剤から構成される固形製剤をモデル製剤として用いた。なお，添加剤のうち，MCC 添加率（％）を処方因子として設計変数（X_1）に選択した。また，乳糖とコーンスターチは配合比 7：3 の混合粉体を使用した。製造プロセスに関する設計変数として滑沢剤であるステアリン酸マグネシウム（Mg-St）の添加率（％）および錠剤調製時における打力（kN）を選択した（X_2 および X_3）。これら 3 つの設計変数をそれぞれ 4 水準の完全無作為化要因配置計画に割り

付けて合計64処方のモデル製剤を設計し，直打法によって調製した．モデル製剤の製剤特性として，破壊強度（Y_1）および崩壊時間（Y_2）を測定した．また，40℃，75％相対湿度下，30日間の条件で加速試験を行い，破壊強度および崩壊時間の変化率（Y_3およびY_4）を製剤特性の安定性として算出した．さらに，製剤特性の総合的な指標として，理想関数を用いた．

表18.1 テオフィリン配合モデル製剤の処方および製造条件

成分	
テオフィリン	100 mg
乳糖・コーンスターチ混合粉体（配合比7:3）	150 mg
結晶セルロース（MCC），X_1*	

* MCC 添加率 10, 30, 50, 70%

製造プロセス	
ステアリン酸マグネシウム（Mg-St）の添加率，X_2	0.5, 1.0, 1.5, 2.0%
打力，X_3	6, 8, 10, 12 kN

18.1.2 応答曲面法による設計変数-製剤特性間の相関モデルの同定とデータセットの作製

得られた実験データをもとに設計変数と製剤特性との相関モデルを同定した．なお，相関モデルの同定には，近年筆者が開発した薄板スプライン補間（thin-plate spline interpolation, TPS）[10][11]を利用した応答曲面法を用いた．TPSはスプライン関数の一種であり，要因特性間の非線形性を精度良く安定に予測できる．さらに，TPSはニューラルネットワークのような複雑なパラメータ設定を行う必要がないため，モデルの同定が試行錯誤的にならず，適用するデータが同じであれば再現性のある予測結果が得られるという大きな利点を有している．本研究では，TPSにより同定された相関モデルによって，未知処方（4096処方）の製剤特性を予測し，SOM解析用のデータセットとした．

18.1.3 SOM クラスタリング

TPS によって作製した設計変数と製剤特性からなるデータセットについて SOM クラスタリングを行った。なお，SOM クラスタリングは製剤特性のみによって重み付けをして行うこととし，4 つの特性値（破壊強度，崩壊時間および各製剤特性の加速試験前後の変化率，$Y_1 \sim Y_4$）の重みを 1，設計変数（$X_1 \sim X_3$）の重みを 0 として SOM による解析を行った。今回用いた SOM のソフトウエア（Viscovery® SOMine Version 5.0，Eudaptics 社）では，SOM-Ward 法，Ward 法および SOM-Single-Linkage 法といったさまざまなクラスタリング技術が利用できる。本研究では最も一般的な SOM-Ward 法を採用した。さらに，SOM クラスタリングの結果を逆解析し，各クラスタに所属する製剤調製条件の散布図を作成した。

18.2 SOM 要素マップによる設計変数-製剤特性間の因果関係の可視化

SOM 解析により得られた要素マップを用いて，設計変数-製剤特性間の因果関係を評価した（図 18.2）。たとえば，破壊強度（Y_1）はマップの左側で高く，右下で低くなっていた。破壊強度（Y_1）が高いエリアは MCC 添加率（X_1）が高いエリアおよび打力（X_3）が高いエリアとの関連性が認められ，また破壊強度（Y_1）が低いエリアは MCC 添加率が低いエリアとの関連性が認められた。また，崩壊時間（Y_2）は左下側で高く，上部右側で低い値を示し，Mg-St 添加率（X_2）のマップと全体的に類似していた。破壊強度の安定性（Y_3）は左下で高く，右下で低値を示しており，MCC 添加率（X_1）のマップと非常に類似していた。崩壊時間の安定性（Y_4）は左上で高く，左下および右下で低値を示していた。ここで，崩壊性が安定なエリアは打力（X_3）が高いエリアと一致し，低値を示すエリアでは MCC 添加率（X_1）が高値あるいは低値を示すエリアと特徴的に一致していた。以上の結果より，SOM 要素マップの類似性や特徴から，因子間の因果関係を局所的・包括的に考察できることが示された。

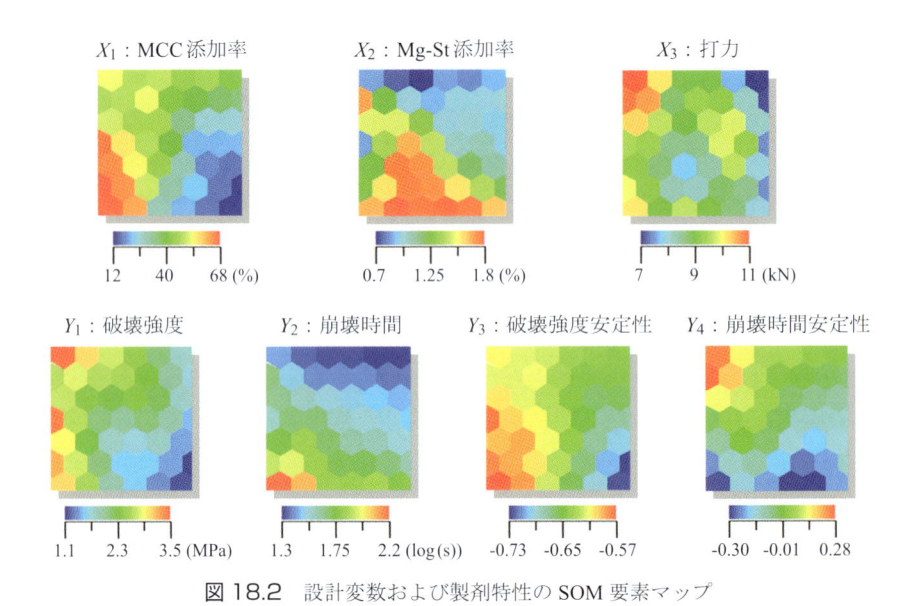

図 18.2　設計変数および製剤特性の SOM 要素マップ

　続いて，製剤特性の総合的な指標として理想関数を採用し，その値を基にした要素マップ（以下，特性スコア）を連想により作成した。理想関数は特性の総合的な満足度を算出する手法で，多因子の同時最適化問題に度々応用されている[12]~[16]。特性スコアは 0 から 1 の範囲で表され，1 に近いほど製剤特性が総合的に良いことを示す。得られた特性スコアと各要素マップを比較し，特徴的な値を示す特性スコア上に要素マップを要約した結果を図 18.3 に示す。特性スコアは高値を示す領域が 2 か所（A，B），低値を示す領域が 1 か所（C）認められた。特性スコアが高値であった領域 A および B では，破壊強度（Y_1）の増加傾向，崩壊時間（Y_2）の短縮傾向および破壊強度の安定性（Y_3）の向上が認められた。またそのときの設計変数は，MCC 添加率（X_1）が高値を，Mg-St 添加率（X_2）が低値を示す傾向が認められた。一方，特性スコアが低値であった領域 C では，崩壊時間（Y_2）を除くすべての製剤特性が低下する傾向が認められた。設計変数は MCC 添加率（X_1）が顕著に低いのに対して Mg-St 添加率（X_2）は顕著に高く，打力（X_3）は低いといった特徴が見られた。以上より，SOM の要素マップ解析は多変量データの因果関係を理解するための有

用な方法になることが示唆された。

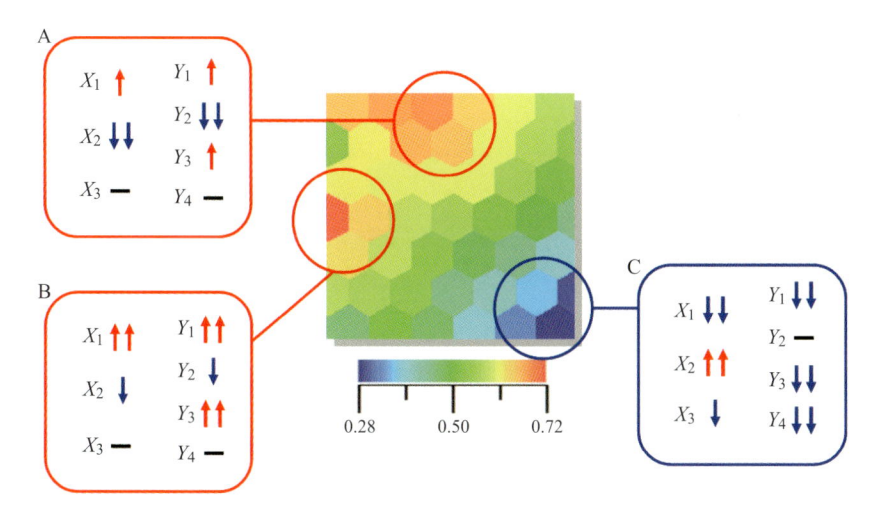

図 18.3 理想関数の SOM 要素マップ。A および B：破壊強度（Y_1）の増加，崩壊時間（Y_2）の短縮，破壊強度の安定性（Y_3）の向上が見られた領域。C：破壊強度（Y_1）が低く，加速試験によって破壊強度（Y_3）および崩壊時間（Y_4）が著しく変化した領域

18.3　SOM クラスタリングを利用した製剤設計

目的とする製剤特性を有する製剤の処方探索を行うために SOM クラスタリングを行った（図 18.4）。実験の結果，TPS によって作製したデータセットは特徴的な製剤特性を持つ 5 つのクラスタに分類された。各クラスタにおける製剤特性の平均値を表 18.2 に示す。クラスタ 1 は崩壊時間（Y_2）が短く，加速試験に対する安定性（Y_4）も高いといった崩壊性に優れる特徴を示し，破壊強度（Y_1）は平均的な値を示した。クラス

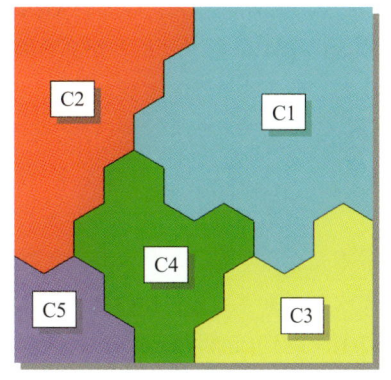

図 18.4 製剤特性の違いによって分類された SOM クラスタ

表18.2 SOMクラスタリングによって分類された各クラスタの錠剤特性

クラスタ	Y_1 破壊強度 (メガパスカル)	Y_2 崩壊時間 (log 秒)	Y_3 破壊強度の 安定性	Y_4 崩壊時間の 安定性
C1	2.040	1.466	-0.627	-0.050
C2	2.940	1.537	-0.617	0.103
C3	1.290	1.719	-0.706	-0.223
C4	1.868	1.747	-0.621	-0.078
C5	2.974	2.049	-0.593	-0.222

数値は平均値を示す

タ2は破壊強度(Y_1),崩壊時間(Y_2)および破壊強度の安定性(Y_3)に優れるものの,崩壊時間は加速試験によって延長する傾向が認められた。クラスタ3では,崩壊時間(Y_2)は平均的であるものの,破壊強度(Y_1)は低値を示す傾向が見られた。さらに,いずれの製剤特性も加速試験によって著しく変化しており,製剤特性の安定性(Y_3 および Y_4)の観点で見ると,クラスタ3が最も悪い製剤であるといえる。クラスタ4の製剤特性は全体的に平均的な値を示した。クラスタ5に分類された製剤は他のクラスタに比べて破壊強度(Y_1)は優れていたものの,崩壊時間(Y_2)が延長する傾向が認められた。

続いて,参照ベクトルを基に各クラスタの設計変数の分布を評価した(図18.5)。崩壊性に優れるクラスタ1からは,全般的にMg-St添加率(X_2)が低い特徴が認められた。また,MCC添加率(X_1)は,打力(X_3)が低い場合に約20〜40%,打力(X_3)が高い場合に約10〜30%と,製造プロセスの条件によって変化する傾向が見られた。クラスタ2では,MCC添加率(X_1)が高く,Mg-St添加率(X_2)が低い傾向が認められた。また,MCC添加率(X_1)が40〜60%の範囲でMg-St添加率(X_2)が高く,打力(X_3)が高い条件もクラスタ2に分類された。クラスタ3では,MCC添加率(X_1)が低く,Mg-Stの添加率(X_2)が高いといった特徴が認められた。全体的に平均的な製剤特性を示すクラスタ4では,MCC添加率(X_1)が高く,Mg-St添加率(X_2)は低く,打力(X_3)は低いといった特徴が見られた。クラスタ5からは,MCC添加率(X_1)とMg-St添加率(X_2)が共に高いといった特徴が認められた。

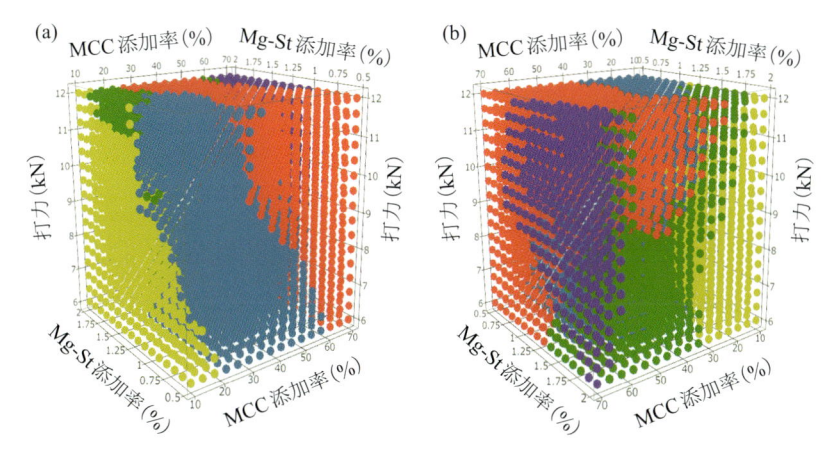

図 18.5　各クラスタの設計変数の 3 次元分布図。クラスタ 1：シアン，クラスタ 2：赤，クラスタ 3：黄色，クラスタ 4：緑，クラスタ 5：紫
前面 (a) および背面 (b) からの分布図

以上より，SOM クラスタリングを用いることによって，テオフィリン含有固形製剤の設計変数と製剤特性の因果関係を定量的に可視化できることが示された。

まとめ

SOM では，多変量データをその全因子の情報および因果関係の非線形性を保持したまま 2 次元に写像でき，さらに要素マップを用いることですべての変数を関連づけることができる。製剤の設計変数-特性間に内在する潜在構造を視覚的に理解するうえでも非常に有効であり，したがって，客観的かつ定量的な製剤設計を行うための強力な支援ツールになると考えられる。

参考文献

[1] International conference on harmonization of technical requirements for registration of pharmaceuticals for human use, Pharmaceutical development - Q8 (R2), August 2009.
[2] L. X. Yu：Pharmaceutical quality by design product and process development, understanding,

and control, Pharm. Res., 25, 781–791, 2008.
[3] T. Kohonen : Self-organization and associative memory, Springer Series in Information Sciences, Berlin, 1984.
[4] G. Shneider and M. Nettekoven : Ligand-based combinatorial design of selective purinergic receptor (A2A) antagonists using self-organizing maps, J. Comb. Chem. 5, 233–237, 2003.
[5] Y. H. Wang, Y. Li, S. L. Yang and L. Yang : Classification of substrates and inhibitors of P-glycoprotein using unsupervised machine learning approach, J. Chem. Inf. Model. 45, 750–757, 2005.
[6] D. Kaiser, L. Terfloth, S. Kopp, J. Schulz, R. Leat, P. Chiba, G. F. Ecker and J. Gasteiger : Self-organizing maps for identification of new inhibitors of P-glycoprotein, J. Med. Chem. 50, 1698–1702, 2007.
[7] M. Weisel, E. Proschak, J. M. Kriegl and G. Schneider : Form follows function: shape analysis of protein cavities for receptor-based drug design, Proteomics, 9(2), 451–459, 2009.
[8] V-P. Mäkinen, P. Soininen, C. Forsblom, M. Parkkonen, P. Ingman, K. Kaski, P-H. Groop and M. Ala-Korpela : On behalf of the FinnDiane Study Group. ^{1}H NMR metabonomics approach to the disease continuum of diabetic complications and premature death, Mol. Syst. Biol. 4, 167, 2008.
[9] V-P. Mäkinen, C. Forsblom, L. M. Thorn, J. Wadén, D. Gordin, O. Heikkilä, K. Hietala, L. Kyllönen, J. Kytö, M. Rosengård-Bärlund, M. Saraheimo, N. Tolonen, M. Parkkonen, K. Kaski, M. Ala-Korpela and P-H. Groop : On behalf of the FinnDiane Study Group, Metabolic phenotypes, vascular complications, and premature deaths in a population of 4,197 patients with type 1 diabetes, Diabetes, 57, 2480–2487, 2008.
[10] I. Barrodale, D. Skea and M. Berkley : Warping digital images using thin plate splines, Pattern Recogn., 26, 375–376, 1993.
[11] G. Wahba : Spline models for observational data, Society for Industrial and Applied Mathematics, Philadelphia, PA, 1990.
[12] Y. Liu, P. Zhang, N. Feng, X. Zhang and S. Wu, J. Zhao : Optimization and in situ intestinal absorption of self-microemulsifying drug delivery system of oridonin, Int. J. Pharm., 365, 136–142, 2009.
[13] R. Holm, I. H. M. Jensen and J. Sonnergaard : Optimization of self-microemulsifying drug delivery system (SMEDDS) using a D-optimal design and the desirability function, Drug Dev. Ind. Pharm., 32, 1025–1032, 2006.
[14] A. Bodea and S. E. Leucuta : Optimization of propranolol hydrochloride sustained-release pellets using box-behnken design and desirability function, Drug Dev. Ind. Pharm., 24(2), 145–155, 1998.
[15] Y. M. Wang, H. Sato, I. Adachi and I. Horikoshi : Optimization of the formulation design of chitosan microspheres containing cisplatin, J. Pharm. Sci., 85, 1204–1210, 1996.
[16] P. G. Paterakis, E. S. Korakianiti, P. P. Dallas and D. M. Rekkas : Evaluation and simultaneous optimization of some pellets characteristics using a 33 factorial design and the desirability function, Int. J. Pharm., 248, 51–60, 2002.

第19章

医薬品副作用情報のデータ構造を反映したビジュアル化と臨床応用

　最近は，従来型の薬とは作用機序，すなわち薬剤の作用点と薬効を示す仕組みが異なるため，副作用の発現も異なり各薬剤に特徴的で多岐にわたるものが次々と登場している。そのため，以前にも増して薬剤に関する幅広い知識が必要であり，投与時には添付文書などの医薬品情報源を十分に活用しての確認や医療チーム内での情報共有が重要である。しかし，医薬品情報源である医療用医薬品添付文書（PI），インタビューフォームや現在の医薬品情報データベースは，文字・数字の情報が中心である。そのため，たとえば多くの同効薬の医薬品情報に関する全体像や，医薬品間での違いを把握することは容易ではない。そこで，医薬品情報をビジュアル化すれば短時間に多くの情報を得ることができるので，多忙な現場で働く医療従事者の負担を軽くできるとともに，ある程度総合的な把握や比較が容易になることが期待される[1]～[3]。

　医薬品情報をビジュアル化する方法として，すでに抗菌薬 Minimum Inhibitory Concentration（MIC）情報のサークル図によるビジュアル化が試みられており，現場の薬剤師や医師などをはじめとする医療関係者には有用であり広く利用されている[4]。しかし，サークル図のような有用な指標も事前には不明である場合も多く，医薬品情報そのものの特性をデータから自発的に見いだしてそれに応じたビジュアル情報が作成できれば望ましいと考えられる。

　我々は Kohonen の自己組織化マップ（SOM）[5][6] を抗菌薬の副作用情報のビジュアル化に用いることを検討した。その結果，この方法を用いると，同効医薬品全体での副作用情報のデータ構造を反映した，わかりやすいビジュアルな2次元マップが作成できることが明らかとなった。そして，①同効薬をそ

の特徴に応じて配置する，すなわち，データ構造を反映したマップが作成され副作用情報の全体像が読み取りやすく，かつ②添付文書情報やインタビューフォーム情報のビジュアル表現が近似的には SOM の要素平面で実現できた。

19.1 データと方法

19.1.1 入力データ

ここでは副作用問題専用に作成した SOM を副作用 SOM と名付け，以下に使用する。副作用 SOM を作成する時点で，日本で販売されており，今日の治療薬に記載されている同系統のすべての医薬品を対象とした。副作用情報は医薬品医療機器情報提供ホームページからダウンロードした各薬剤の PI から収集した。PI における副作用情報の記載は，①重大な副作用，②類薬での副作

表 19.1　経口抗菌薬 SOM 用入力ファイル

副作用(347項目)

1	2	3	4	5	6	7	8	9	10	...	346	347			
アナフィラキシー様症状	ショック	痙攣	倦怠感	無力症	疼痛	さむけ	不快感	悪寒	脱力感	...	乳酸アシドーシス	肝機能障害			
1	1	1	1	0	0	0	0	0	0	...	0	1	クラビット	1	経口抗菌薬(44個)
1	1	1	1	0	0	0	0	0	0	...	0	1	タリビッド	2	
1	1	1	1	0	0	0	0	0	0	...	0	1	バクシダール	3	
1	1	1	1	0	0	0	0	0	0	...	0	0	フルマーク	4	
1	1	1	1	0	0	0	0	0	0	...	0	0	シプロキサン	5	
1	1	1	1	0	0	0	0	0	0	...	0	0	ロメバクト	6	
1	1	1	1	0	0	0	0	0	0	...	0	1	トスキサシン	7	
1	1	1	1	0	0	0	0	0	0	...	0	1	スパラ	8	
1	1	1	1	0	0	0	0	0	1	...	0	1	ガチフロ	9	
1	1	0	1	0	0	0	0	0	1	...	0	1	スオード	10	
1	1	0	0	0	0	0	0	0	0	...	0	0	︙	︙	
0	1	0	0	0	0	0	0	0	0	...	0	0	︙	︙	
0	0	1	0	0	0	0	0	0	0	...	0	0	バンコマイシン	43	
1	1	0	0	0	0	0	0	0	0	...	0	1	ザイボックス	44	

用，③その他の副作用，に分けて記載されているが，SOM 作成にあたり，②を除く①と③に記載されているすべての副作用を収集した。医療現場での副作用対応においては，まず①に注意が払われるが，③であっても患者の状態や生活状況によっては①と同等に注意すべき副作用もあり，また，SOM のようなデータマイニング手法を用いて解析する場合は，一般に，①でも③でも発現しているあらゆる副作用を漏れなく考慮することが重要となる。

　PI から収集した副作用項目は ICH 国際医薬用語集日本語版 13（MedDRA/J）[7] により同義語は可能な限り整理してまとめた。副作用項目リストと薬剤リストからなる 2 次元表に副作用があるものを「1」，ないものを「0」として入力することで SOM（有無版）を作成するための入力データとした（表 19.1）。また，副作用発現頻度については，PI に記載された発現頻度の大きさに応じてスコアを割り当てた [8]。このスコアとそれに対応する色は，マップから頻度が一目で推測できるように副作用頻度の範囲を選択して決めた。表 19.1 と同様の 2 次元表に，1・0 の代わりにこれらのスコアを入力することで SOM（頻度版）を作成するための入力データとした。

19.1.2　SOM の計算

　SOM 作成のツールとして Kohonen の SOM_PAK をダウンロードして [9] 使用したが，インターフェースの部分は副作用 SOM を扱うのにふさわしく，カラー化，文字出力の充実などを東北薬科大学医薬情報科学教室で改良した。SOM 作成の計算条件は，入力層のニューロン数は副作用の項目数（表 19.1 の経口抗菌薬 44 剤なら 347 個）であり，出力層には薬剤数（表 19.1 なら抗菌薬 44 剤）より十分多いニューロンを 2 次元的に並べるが，発火するニューロン数と薬剤数は同じである。発火するニューロンの配置は，競合学習が進むにつれて学習初期のランダムな状態から副作用発現の類似度が高いもの同士ほど近接して配置されるという形でデータ構造を反映したものに変化していき，個々の薬剤に対応する発火ニューロンの最適な配置図 SOM が形成される。たとえば，まったく同じ副作用発現パターンを示す薬剤は同じ場所に重なって配置されるし，かなり異なる副作用発現パターンを示す薬剤同士は遠く離れて配置さ

れることになる．計算の条件として，要素平面から個々の薬剤での副作用発現の有無が読み取れる必要があるため，出力層には2つ以上の薬剤が重ならない解像度が必要とされ，その結果，経口抗菌薬では出力層に 横50×縦40 の合計 2000 個のノードを用意し，標準的な条件下で最適な SOM を作成した．競合学習の回数は，妥当な薬剤の配置が得られた SOM 作成時の回数で，4万回であった．

2次元の平面 SOM では，マップの四隅に配置された薬剤の相互関係がわからない，四辺があることで写像の形成に歪みがあるという問題点がある．この問題は副作用 SOM のように多クラスの分類問題ではマップの解析に曖昧さを持ち込む場合がある．そこで，2次元平面 SOM と同じアルゴリズムで作成されるもののそれらの問題点は存在しない球面 SOM も作成した[10]．球面 SOM 作成のツールとしては，クラスタ blossom（SOM ジャパン）を使用した．

SOM は似ているもの同士ほど近接して配置されるマップという特徴があるが，副作用 SOM のように多クラス，サンプルデータ数より独立変数の数がはるかに多い，という複雑な場合では，実際のマップ活用に適した2次元平面 SOM の計算条件の違いにより得られた複数の異なる SOM から最適なものを1つ選び出すことも大切である．そのため，作成された SOM 上の2つのサンプルの配置から視認で確認した近接度と，入力データから計算で求めた類似度や相関係数を，サンプルの総組み合わせについて各々比較して，ほぼ一致する SOM を妥当なものとして選択している．類似度の式としては標準的なものを用いた[11]．

作成された副作用 SOM（有無版）から，今後新規に発現が危ぶまれる副作用を予測することが可能である．作成後に医薬品安全対策情報（DSU）により報告された副作用情報を SOM（有無版）の要素平面で確認した．DSU に加えて，医薬品有害事象情報システム CzeekV（株式会社 京都コンステラ・テクノロジーズ）[12] も使用して副作用情報の報告状況を確認した．

19.2 抗菌薬の副作用 SOM

19.2.1 ビジュアル化による副作用情報の網羅的把握

　抗菌薬に関する本やハンドブックには，抗菌薬の系統ごとに発現しやすい副作用一覧が記載される場合もよく見かけるが，個々の医薬品での各々の副作用の発現の有無は単純ではない．実際に，医療現場からの「同系統の医薬品では同一の副作用が発現することが多い中，特定の副作用を持つ医薬品を探す際，予想外の医薬品にその副作用が報告されていることもあり予断を持って対応することは厳に慎まなければいけない」という報告もある[13]．このような場合に，副作用の要素平面を使うと一目で具体的に確認できるので有用である．

　抗菌薬の副作用 SOM マップの例として，まず，以下では東北薬科大学医薬情報科学教室において 2006 年時点で作成した医療現場で使用頻度の高い代表的な経口 44 剤を対象として得られた SOM を図 19.1 に示す．SOM の持つ発現予測能力を検証するには，その後の 6 年間において新規に発現した副作用項目を調べて，このマップから発現が予測されていたと見なせるかを判断した．

　解析を容易にするため，抗菌薬の製品名の主な系統ごとに共通の数字をラベルし，さらに色別で表示されるようにした．それらは，1. ニューキノロン系，2. セフェム系，3. ペニシリン系，4. マクロライド系，5. リンコマイシン系，6. テトラサイクリン系とし，系統分類を示す区画線を書き加えた．

　抗菌薬では多くの副作用が認められており，系統ごとに発現しやすい副作用は理解していても，個々の薬剤ではどうかまで把握することは容易ではない．配置を見ると，ニューキノロン系は左側，セフェム系は左上部，ペニシリン系は右下部，リンコマイシン系，テトラサイクリン系は右上部にと，ほぼ系統ごとに集まっていることから，副作用発現は系統ごとに類似性があることが示唆された[2][8]．また，作用機序から配置を考えると，若干の差異はあるものの，セフェム系やペニシリン系などの暖色系（赤～オレンジ）で示したものは細胞壁合成阻害により薬効を示すものであり，大きなグループを形成している．同様にマクロライド系やリンコマイシン系などの中間色（青緑～うす緑）で示した蛋白質合成阻害により薬効を示すもの，寒色系（濃青）で示したニューキノ

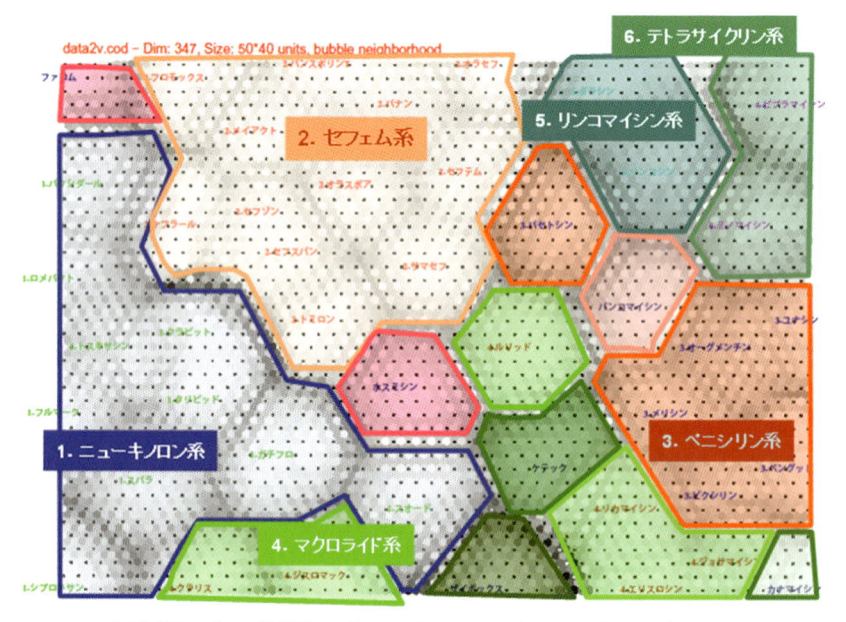

図 19.1　経口抗菌薬 44 剤の副作用 SOM（2006 年時点のデータ）

ロン系は核酸合成阻害作用を示すものである．これらのことより，抗菌薬の副作用発現はおおまかには効能の作用機序との類似性があることが示唆され，複雑な副作用データ全体をビジュアル化した SOM は，"薬剤師や医師など医療従事者にとって見やすく，理解しやすい" 情報を提供できる可能性を秘めている．

　SOM グレイマップに付随する要素平面が延べ副作用項目数だけ得られ（2006 年版経口抗菌薬なら 347 個），この要素平面から副作用発現の全体的な傾向と個々の薬剤の特徴が把握できる．発現するものは赤，発現しないものは青で表示したが，アナフィラキシー様症状のようにほとんどの抗菌薬で発現しているものから（図 19.2 (a)），痙攣，間質性肺炎，黄疸，顆粒球減少のように，作用機序の分類によらず発現しているものなど，一目で確認できる [14]．

(a) アナフィラキシー様症状

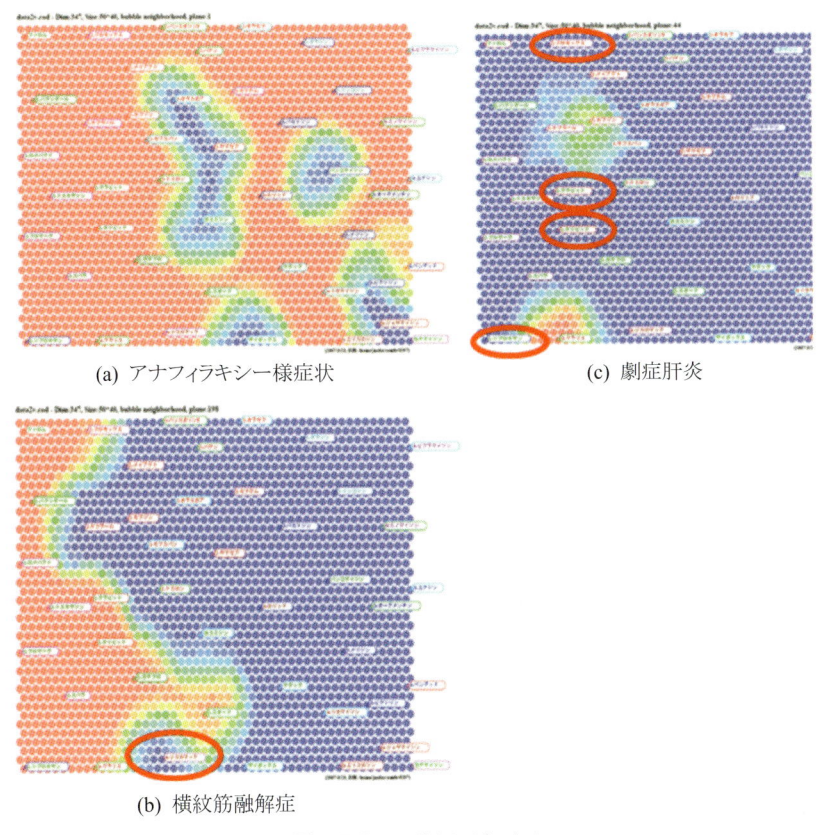

(c) 劇症肝炎

(b) 横紋筋融解症

図 19.2　副作用要素平面

19.2.2　SOM を用いた抗菌薬の新規副作用発現の予測

「横紋筋融解症」の要素平面を図 19.2(b) に示す。横紋筋融解症はニューキノロン系では注意が必要と言われているが，図を見ると，ニューキノロン系以外でもマクロライド系のクラリスロマイシン（クラリス®），セフェム系ピボキシル塩酸塩錠（フロモックス®），ペネム系ファロペネムナトリウム錠（ファロム®）にも発現していることがわかる。横紋筋融解症のような重大な副作用でも，ど

の抗菌薬に発現するかまで正確に把握しておくことは医療従事者であっても困難である．さらに，この SOM 作成の 5 か月後には DSU によりマクロライド系アジスロマイシン水和物錠（ジスロマック®）で発現報告があった．赤丸で囲んだジスロマック® に隣接する薬剤のほとんどが発現していることを考慮すると，周囲の状況から判断して将来の発現が危ぶまれていたと考えられる．

　副作用発現予測の精度を検証するために，2012 年 6 月時点，つまり初めの SOM 作成から 6 年経過後の PI から再度副作用情報を収集した結果，QT 延長，間質性肺炎，劇症肝炎（図 19.2 (c)），頻尿，悪心などの新たな副作用報告があった薬剤数は 22 剤，副作用項目数は 108 項目に及んでおり，そのうち約 70 項目余では赤い領域に近く位置する薬剤で発現していることがわかった．したがって，約 7 割ではうまく副作用発現の予測ができたことになる．新規薬剤の場合は，その副作用発現リストに基づく投射法により副作用発現の予測が可能であり，こちらもほぼ成功している [1]．したがって，患者への副作用に関する服薬指導でも，より一層リスク回避に向けてマップを活用できると期待できる．

19.3　条件付副作用 SOM

　多くの不安を抱える人が増加する現代社会では抗不安薬・睡眠薬の処方が増えている．ここでは，これらの医薬品の副作用情報のビジュアル化を行う場合に遭遇した，強制条件付の SOM が有用と考えられる例について述べる．

19.3.1　時間型 SOM の作成

　抗不安薬・睡眠薬にはベンゾジアゼピン系の薬剤が多く，同じ作用機序ではあるが，その症状の違いに応じて，短時間だけ薬効が続くタイプから長時間にわたって薬効が続くタイプまで，適切に "時間型" で使い分けられている．そのため代替薬を検討する場合にも同じ時間型のなかから選択することが多い．たとえば，同じ時間型のなかで避けたい副作用が発現している薬剤と発現していない薬剤があるかどうかを一目で判断するには，同じ時間型ごとにまとまっ

第 19 章　医薬品副作用情報のデータ構造を反映したビジュアル化と臨床応用　185

て配置した SOM を作成することが望ましい。それによって時間型ごとに特徴的に発現傾向にある副作用の把握が容易になる。しかし実際にはベンゾジアゼピン系薬剤群を対象とした副作用発現 SOM を作成してみると，時間型ごとにはクラスタ化されず，同じ時間型薬剤の配置はモザイク状に複雑な配置となるため，時間型ごとにまとまった情報を引き出すことは困難である。そこで我々は，SOM 作成時の入力データに時間型ごとにまとまるような条件を強制的に付加するための項目を追加することで，時間型ごとにクラスタ化される SOM を作成した。それには通常の頻度版 2 次元表に，副作用項目に加えて，時間型ごとにまとまりを誘発するよう工夫した項目データを追加した。それらは，①抗不安薬と睡眠薬の大分類ごとにまず分かれるように大きく重み付けし（スコア 1000），さらに②時間型がそれぞれまとまるようにやや小さく重み付け（スコア 100）するようにした。この入力データを用いて，標準的な計算条件の下で得られたマップが図 19.3 の時間型 SOM である。見やすくするため，作用機序，時間型に色分けを付加した。中央の黒太の境界線で左側の抗不安薬と右

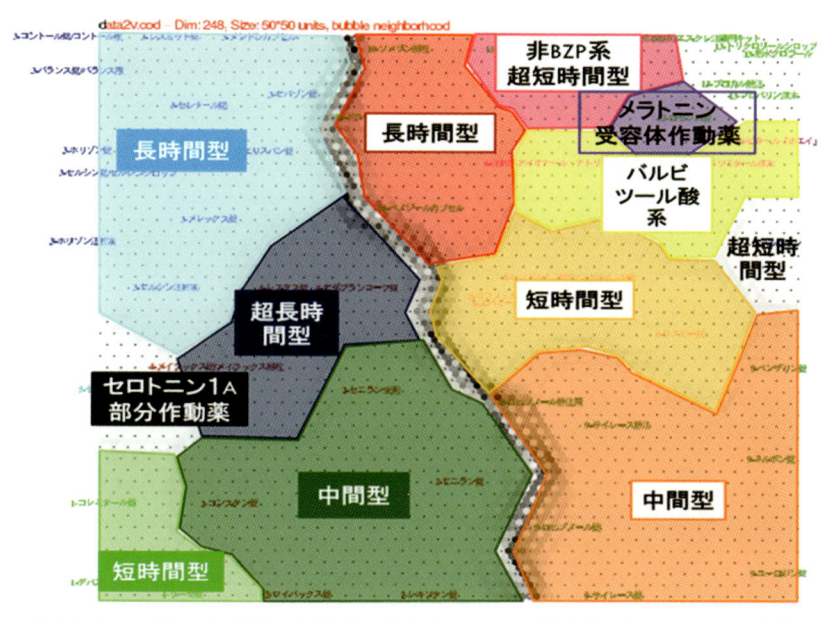

図 19.3　54 剤の抗不安薬・睡眠薬の副作用 SOM（時間型版）（2011 年 12 月時点）

側の睡眠薬に強制的にクラスタリングされ，さらに同じ時間型は強制的にまとまっている．同じ時間型の薬剤は副作用の似た者同士が近くに配置されている．

図をみると時間型ごとにきれいにまとまっており，同じ時間型のなかでの副作用発現の有無の比較や，時間型ごとの副作用発現の傾向を容易に確認できる．患者の服薬アドヒアランスを不良にしやすい典型的な副作用「口渇」に注目してその要素平面をみると，口渇の副作用で困っているベンゾジアゼピン系中間型抗不安薬を使用している患者には，代替薬としてこのSOM要素平面から判断した副作用発現が低頻度の薬剤を提案できる可能性が示唆された．

ただし，このSOMは強制条件を付けて配置を調整しているため，通常のSOMのような純粋な副作用発現情報により決定される配置ではない．そのため，副作用発現予測には利用できないことに注意する必要がある．

まとめ

これまで我々は，抗菌薬，糖尿病治療薬，抗アレルギー薬，降圧薬，抗不整脈薬，抗不安薬・睡眠薬，抗ガン剤，胃腸薬，NSAIDsなどでも副作用発現情報のSOMを作成してきた[8][11][15]～[17]．その結果，多数の同効薬の副作用の発現傾向全体の一括把握や新規副作用発現の予測をある程度行うことが可能となり，データマイニング手法であるSOMを用いた副作用情報のビジュアル化の有効性が明らかとなった．副作用SOMは医療現場でのリスクマネージメントに資するアプローチとしても注目されている[3]ので，興味を持った読者は参考文献を見てほしい．また，抗菌薬については全副作用347項目の副作用要素平面を東北薬科大学医薬情報科学教室のウェブで公開しているので，紙面では紹介しきれなかった全体像を見ることができる[14]．これまでは膨大な医薬品情報のデータマイニング的なビジュアル化と解析がほとんど行われておらず，今後の発展により，医療関係者のリスク管理に有用な補助的役割を果たせる可能性が期待できる．

これまでに世界的に行われた副作用情報の解析の典型的な例として，副作用自発報告システムに応用されたシグナル解析があるが，分母が欠如しており頻

度が扱えないという大きな欠点が存在する[18]。日本，海外におけるこれらの取り組みに比べ，我々のアプローチによる副作用発現予測などのほうが信頼度は高いと考えられる。

参考文献

[1] 川上準子：データマイニング手法を用いた医薬品副作用発現情報のビジュアル化と解析，臨床応用，*Yakugaku Zasshi*，134，105–118，2014.
[2] 金澤洋祐，川上準子，星憲司，川村繭那，岩谷香寿美，佐藤渉，浜田康次，佐藤憲一：抗菌薬副作用情報の自己組織化マップ（SOM）を用いたビジュアル化と解析，Jpn. J. Drug Inform.，9：124–130，2007.
[3] 川上準子，佐野香寿美，佐藤憲一：薬剤師に役立つ医療安全管理の考え方〜病院・薬局に活かせる新しい取り組み〜（政田幹夫，佐藤博，佐々木均編），医薬ジャーナル社，144–153，2013.
[4] 戸塚恭一，浜田康次，佐藤憲一，川上準子，星憲司，青木空眞：抗菌薬サークル図データブック第2版，じほう，2010.
[5] T. Kohonen：Self-Organizing Maps, Springer, Berlin, 2000.
[6] 徳高平蔵，岸田悟，藤村喜久郎：自己組織化マップの応用，海文堂出版，1999.
[7] 厚生労働省：ICH 国際医薬用語集日本語版（MedDRA/J）の使用について，http://www.pmda.go.jp/ich/m/m1_99_12_28.pdf
[8] 佐藤憲一，川上準子，岩谷香寿美，林誠一郎：自己組織化マップによる副作用のビジュアル化（Ⅰ）―ビジュアル情報の有用性と副作用発現の予測可能性，薬局，Vol.61，324–330，2010.
[9] Kohonen's group of Helsinki University of Technology：SOM_PAK, http://www.cis.hut.fi/research/som-research/nnrc-programs.shtml, 2002.
[10] 徳高平蔵，大北正昭，藤村喜久郎編：自己組織化マップとその応用，シュプリンガー・ジャパン，2007.
[11] 濱本知之，芹澤彩香，大槻佳織，川上準子，佐藤憲一：がん分子標的薬副作用の自己組織化マップ（SOM）を用いたビジュアル化と解析，*Yakugaku Zasshi*，134，1069–1080，2014.
[12] 京都コンステラ・テクノロジー：CzeekV, version 2.0.1, http://www.czeek.com, cited 2 September, 2013.
[13] 古泉秀夫：MELIT 患者のための医療情報リテラシー，http://melit.jp/voices/koizumi/2006/07/
[14] http://www.tohoku-pharm.ac.jp/laboratory/iyakujo/new7.2_frame_yellow-2/
[15] 佐藤憲一，川上準子，岩谷香寿美，林誠一郎：自己組織化マップによる副作用情報のビジュアル化（Ⅱ）―臨床現場における活用と課題，薬局，61，475–482，2010.
[16] 岩谷香寿美，佐藤憲一，川上準子：副作用情報の SOM を用いたビジュアル化と解析〜降圧薬を用いて〜，医薬ジャーナル，Vol.46，1855–1863，2010.
[17] 川上準子，小泉志暢，林誠一郎，佐藤憲一：副作用情報の SOM を用いたビジュアル化と解析〜糖尿病治療薬を用いて〜，医薬ジャーナル，Vol.49，707–717，2013.
[18] くすりの適正使用協議会薬剤疫学部会海外情報研究会監訳：ファーマコビジランスにおけるシグナル検出の実践―CIOMS Working Group VIII 報告，レーダー出版センター，2011.

第 20 章

疾病別在院日数予測精度の評価

20.1 研究背景

2003 年より始まった急性期入院医療を対象とした診療報酬の包括評価制度（Diagnosis Procedure Combination / Per-Diem Payment System：DPC/PDPS）は，従来の出来高払い制度に代わるものとして特定機能病院などで導入され [1]，段階的に拡大されて，2014 年 4 月 1 日見込みで 1585 病院・約 49 万床となり，全一般病床の約 55％ を占めるに至っている [2]。出来高払い制度は検査や治療の回数によって診療報酬が決定されるが，DPC/PDPS では疾病と治療法の組み合わせごとに 1 日あたりの医療費が定められている。DPC/PDPS 対象病院は，全国統一形式の患者臨床情報である DPC データを厚生労働省に提出する必要がある [3]。これにより，患者の疾病別医療行為などの診療情報が標準化され，他施設との比較が可能となり，在院日数の適正化や診療プロセスの見直しなど医療の質向上に貢献している [4]。

我々は，複数の病院から収集された全国統一形式の患者臨床情報である DPC データ活用の一環として，ある時点における患者の在院日数予測を試みている。クリティカルパスを作成している病院では，在院日数が決められているが，バリアンスにより在院日数に変化が生ずる場合がある。そこで，バリアンスの発生による在院日数の変化に対して，その予測が可能となれば，医療者の側は病床管理の支援に，患者側は在院日数・入院費用の概算の参考にすることができ，双方にメリットとなることが期待される。

DPC データは標準化された統一形式での提出が義務付けられており，このデータを活用した各種の分析手法を開発することは，DPC/PDPS に参加するす

べての病院で利用可能となるためその意義が大きく，DPC データの応用手法の検討は重要であると考えられる．本研究では，自己組織化マップ(SOM)[5][6]を用いて，多項目からなる DPC の多次元データから 2 次元マップを作成しておき，これを用いてある時点での患者の在院日数を予測することを試みた．

20.2 DPC データ

DPC データは，DPC 対象病院および DPC 準備病院が厚生労働省に提出するもので，簡易診療情報である様式 1（入退院日，患者情報，診断情報など），医科点数表に基づく出来高点数情報である EF 統合ファイル，診断群分類点数表により算定した患者にかかわる診療報酬請求情報である D ファイル，医科保険診療以外の診療情報である様式 4，および施設情報である様式 3 によって構成されている．

20.3 在院日数予測

20.3.1 在院日数予測の対象と用いる項目

分析に用いた DPC データは，2010 年 4 月から 2012 年 3 月までに複数の病院から収集された 2 万 2001 症例である．予測に用いた項目は，様式 1 および EF 統合ファイルから抽出した 118 項目である．在院日数予測の対象となる疾患は，ICD-10 コード（国際疾病分類第 10 版[7]）で記録された主症病名のデータ件数が 100 件以上存在する 38 の疾病とした．表 20.1 に在院日数予測の対象となる疾病を示す．

表20.1 在院日数予測の対象となる疾病

ICD-10	病名	件数	ICD-10	病名	件数
A09	胃腸炎	195	J189	肺炎	259
B182	C型肝炎	144	J209	急性気管支炎	205
C162	胃体部癌	134	J46	気管支喘息発作	185
C20	直腸癌	187	J690	誤嚥性肺炎	176
C220	肝癌	350	K409	鼠径ヘルニア	135
C341	上葉肺癌	306	K567	イレウス	113
C343	下葉肺癌	275	K573	直腸憩室	121
C61	前立腺癌	607	K635	結腸ポリープ	414
C672	膀胱側壁部膀胱癌	124	K802	胆泥	113
G20	パーキンソン病	156	M4806	腰部脊柱管狭窄症	119
I200	不安定狭心症	284	M512	椎間板ヘルニア	112
I208	労作性狭心症	423	N10	急性腎盂腎炎	104
I500	心臓性浮腫	309	N180	末期腎不全	162
I610	視床出血	105	N201	尿管結石症	123
I633	血栓性脳梗塞	245	O470	切迫早産	155
I638	脳血管攣縮による脳梗塞	316	P071b	低出産体重児	191
I702	動脈硬化性壊疽	110	S0650	閉鎖性硬膜下血腫	135
J157	マイコプラズマ肺炎	176	S5250	橈骨遠位端骨折	118
J180	気管支肺炎	327	S832	半月板損傷	124

20.3.2 DPCデータから入力ベクトルへの変換方法

DPCデータをSOMに学習させるためには，入力ベクトルに変換しなければならない．SOMへの入力として，DPCデータに含まれる在院日数，手術情報，処置情報，副傷病，病院コード，入院区分，合併症数を用いてSOM学習用の入力ベクトルを作成した．

（1）在院日数・合併症数から入力ベクトルへの変換方法

在院日数は退院までの日数，合併症数は入院後に発症した疾病数を表す．この2つの重みを合わせるため，次式を用いて0から1の値に正規化を行った．

表20.2に正規化前の値と正規化後の値を示す．

x：在院日数または合併症数
x'：在院日数または合併症数を入力ベクトルに変換した値
$x_{\max}$：xの最大値
$x_{\min}$：xの最小値

$$x' = \frac{x - x_{\min}}{x_{\max} - x_{\min}} \tag{20.1}$$

表20.2 在院日数および合併症数正規化前の値と正規化後の値

主症病名	在院日数	在院日数'	合併症数	合併症数'
C162	27	1.00	4	1.00
C162	7	0.17	0	0.00
C162	3	0.00	0	0.00
C162	15	0.50	3	0.75
C162	9	0.25	1	0.25
C162	9	0.25	2	0.50

(2) 手術情報，処置情報，副傷病から入力ベクトルへの変換方法

DPCデータが持つDPCコードから手術情報，処置情報，副傷病を取得し，入力ベクトルに変換した．DPCコードとは入院期間中に医療資源を最も投入した傷病名と，診療行為の組み合わせによって決定される14桁のコードであり，1日あたりの診療報酬を決定する際に用いられる．DPCコードの各桁の意味付けを図20.1に示す．DPCコードの9, 10桁目は手術情報を，12桁目は処置情報を，13桁目は副傷病を表す．表20.3にDPCコードから入力ベクトルへの変換テーブルを示す．

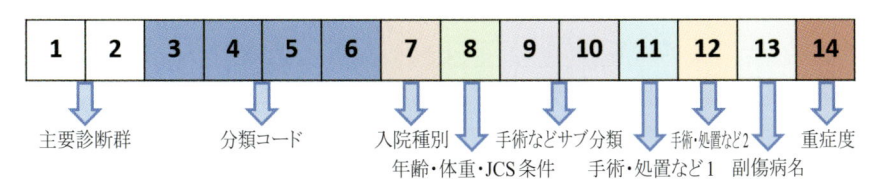

図20.1 DPCコード各桁の意味付け

表 20.3　DPC コードから入力ベクトルへの変換テーブル

主症病名コード	DPC コード	手術情報				処置情報			副傷病	
		01	03	04	99	0	1	3	x	0
C162	060020xx01x1xx	1	0	0	0	0	1	0	1	0
C162	060020xx03x0xx	0	1	0	0	1	0	0	1	0
C162	060020xx99x0xx	0	0	0	1	1	0	0	1	0
C162	060020xx99x30x	0	0	0	1	0	0	1	0	1
C162	060020xx99x0xx	0	0	0	1	1	0	0	1	0
C162	060020xx04x0xx	0	0	1	0	1	0	0	1	0

(3) 病院コード，入院区分から入力ベクトルへの変換方法

分析対象となる DPC データは複数の医療機関から収集されたため，提供元をコードとして保存している。医療機関の特性（病床数，医療設備など）によって在院日数が変化すると考え，病院コードを入力ベクトルに変換した。また，入院区分（患者が予定された入院であったか，緊急入院であったか）がコードとして記録されている。入院区分も在院日数に影響を与えると考え，入力ベクトルに変換した。表 20.4 に病院コードおよび入院区分から入力ベクトルへの変換テーブルを示す。

表 20.4　病院コードおよび入院区分から入力ベクトルへの変換テーブル

主症病名	病院コード	入院区分	入院区分		病院コード		
			1	2	A	B	C
C162	A	1	1	0	1	0	0
C162	B	2	0	1	0	1	0
C162	A	2	0	1	1	0	0
C162	A	1	1	0	1	0	0
C162	C	1	1	0	0	0	1
C162	C	1	1	0	0	0	1

20.3.3　マップの作成

　実験対象となる疾病別に分けた DPC データのうち，半分を SOM 学習用として無作為に非復元抽出し，前項の方法を用いて入力ベクトルに変換した。その後，総ユニット数 4900 個（マップサイズ 70×70），学習回数 10 万回でトーラス型 SOM を用いてマップを作成した。トーラス型 SOM はマップの上下左右のノードが相互に結合されている。このため入力ベクトルが均等に学習され，通常の SOM よりも正確なマップが生成されると考えられている[8]。

　今回は 38 疾病を対象に在院日数予測を行うため，38 個のマップを作成した。図 20.2 に主症病名が胃体部癌（ICD-10：C162）であるデータを学習させた SOM マップを示す。図の色は手術情報別に塗り分けられている。また，図中の数値は在院日数を表している。

　今回の学習は，在院日数が近いデータが近くに配置されることが望ましい結

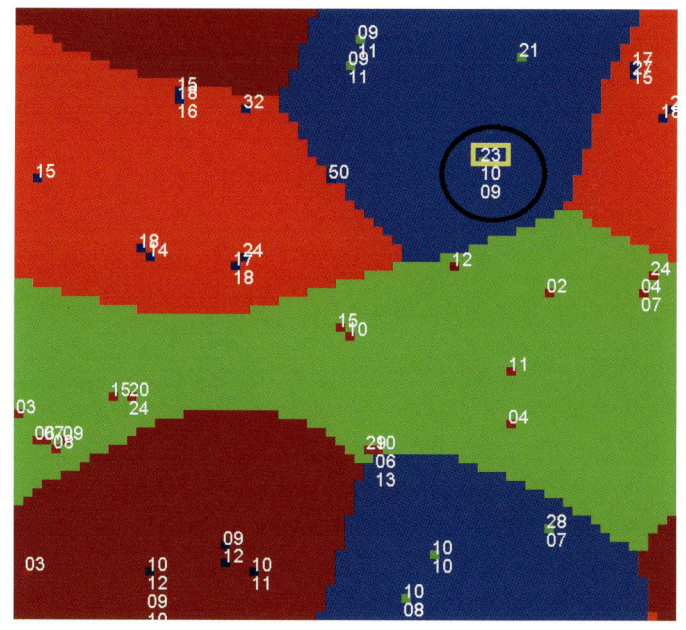

図 20.2　胃体部癌（ICD-10：C162）を学習したマップ

果となる．マップを見てみると，在院日数が近いデータ同士が近くに集まっていることがわかる．しかし，同じ位置に配置されているにもかかわらず，在院日数が大きく違うデータが存在する．このようなデータは，入力ベクトルでは説明できない他の要因によって在院日数が延びていると考えられる．たとえば黒丸で囲った位置に配置された 3 つのデータのうち，黄枠で囲ったデータは在院日数が突出して長い．このデータは合併症として糖尿病を患っていることと，手術回数が多いことがわかった．SOM で在院日数を可視化することにより，在院日数が突出して長いデータに対する検討が可能である．

20.3.4　SOM を用いた在院日数予測および評価

前項で SOM の学習に使用していない DPC データを，在院日数が未知である検証用のデータとして抽出し，在院日数予測を行った．在院日数予測は以下に示す①～③の流れで行った．また，図 20.3 に在院日数予測の概要を示す．

① 前項と同様の方法を用いて，検証用データを入力ベクトルに変換する．
② 前項で作成したマップの各ユニット m_i と入力ベクトルに変換した検証用データ v のユークリッド距離 $|m_i - v|$ が最小となるユニットである最整合ユニット（BMU：Best Match Unit）を探す．ただし，BMU 決定時におけるユークリッド距離の計算において，在院日数要素を除く．
③ BMU の重みベクトル m_c の在院日数要素の重みを m_{ct}，マップ作成に用いた DPC データの最大在院日数および最小在院日数を t_{max}，t_{min} とした場合，在院日数予測値 τ は次式で与えられる．

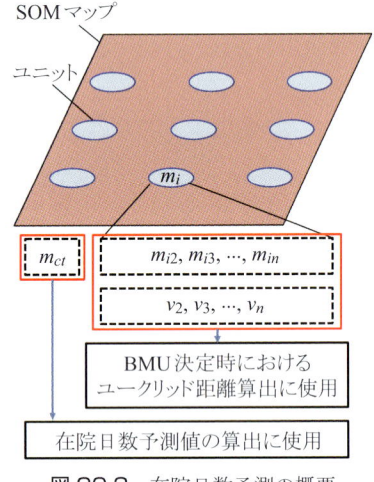

図 20.3　在院日数予測の概要

$$\tau = m_{ct}(t_{\max} - t_{\min}) + t_{\min} \tag{20.2}$$

入力ベクトルの元となった DPC データが本来持つ在院日数と，在院日数予測値 τ の差の平均および誤差の平均を疾病別に求めた．また，学習用，検証用データの組み合わせや SOM の初期値による影響によって予測精度に差が生まれると考え，データの抽出から誤差の算出の作業を 100 回行った．

SOM 予測の有効性を検証するために，分析対象となる DPC データから疾病別に在院日数の平均を求め，それを予測値とする手法（以下，平均在院日数に基づいた予測と呼ぶ）と比較した．SOM 予測と平均在院日数に基づいた予測を疾病別に比較したグラフを図 20.4 に示す．第 1 軸の棒グラフは検証用のデータが本来持つ在院日数と SOM 予測，平均値に基づいた予測それぞれとの誤差を求め，その誤差の差を表している．SOM 予測の誤差が小さい疾病であるほど，グラフの左側に配置される．また，第 2 軸は予測値の誤差の標準偏差を表している．SOM 予測が平均在院日数に基づいた予測より高精度で在院日数予測をしたケースは，38 疾病中 27 疾病（71.1 %）となり，SOM を用いた在院日数予測が有用であることが確認できた．

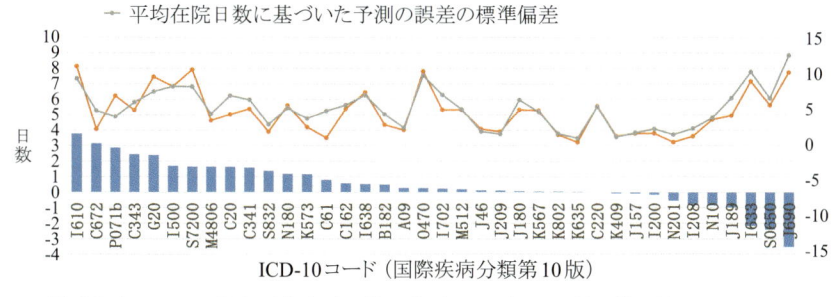

図 20.4 SOM 予測と平均在院日数に基づいた予測の比較．第 2 軸はそれぞれの予測手法における誤差の標準偏差を表す

20.4 考察

図 20.4 中の I610（視床出血），P071b（低出産体重児）などは SOM 予測が平均在院日数に基づいた予測より高精度であるが，誤差の標準偏差が大きいため予測値の信頼性が低いといえる．表 20.5 に示すように，在院日数予測値の標準偏差が大きい疾病は，元の在院日数の標準偏差が大きかった．

しかし，C20（直腸癌），C343（下葉肺癌），C672（膀胱側壁部膀胱癌）は元の在院日数の標準偏差が大きい値であるにもかかわらず SOM の予測精度が良好であった．その理由として，これらの疾病は手術方法や病院の違いによって在院日数が決定されるため，在院日数予測の精度が向上したのだと考えられる．

表 20.5 SOM 予測の誤差の標準偏差と在院日数の標準偏差

ICD-10	SOM 予測の誤差の標準偏差	在院日数の標準偏差	ICD-10	SOM 予測の誤差の標準偏差	在院日数の標準偏差
I610	11.01	16.85	C20	4.33	11.68
S7200	10.54	12.80	J189	4.15	8.77
O470	10.30	14.75	N10	3.60	9.86
J690	10.14	19.76	M4806	3.48	9.78
G20	9.55	13.95	B182	2.88	6.71
I633	8.92	17.11	K573	2.57	5.90
I500	8.22	12.22	C672	2.31	8.55
I638	7.39	11.00	J46	2.28	3.02
P071b	6.93	11.36	A09	2.16	3.75
S0650	5.60	8.78	J209	1.93	2.55
N180	5.59	10.15	S832	1.92	5.19
C220	5.50	6.64	I200	1.68	4.14
C162	5.11	10.03	J157	1.68	2.38
C341	5.08	11.40	K802	1.49	2.54
I702	4.98	11.29	K409	1.32	1.79
J180	4.97	9.10	I208	1.29	3.13
M512	4.97	10.18	C61	1.07	6.96
C343	4.92	10.36	N201	0.48	2.27
K567	4.88	7.36	K635	0.47	1.38

まとめ

今回，複数の疾病に対して在院日数予測を行い，予測精度を評価した．その結果 38 疾病中 27 疾病（71.1％）で SOM 予測が平均在院日数を用いた予測より高精度であることを確認した．また，疾病別に予測精度の違いが生じていることを確認した．

今後の課題として，在院日数予測精度の向上のため，決め打ちの説明変数を用いている在院日数予測モデルを疾病別に設定し，在院日数予測を行うことが挙げられる．

参考文献

[1] http://www.mhlw.go.jp/stf/shingi/2r985200000105vx-att/2r98520000010612.pdf
[2] http://www.mhlw.go.jp/file/06-Seisakujouhou-12400000-Hokenkyoku/0000039616.pdf
[3] http://www.mhlw.go.jp/stf/shingi/2r98520000024d12-att/2r98520000024d6f.pdf
[4] 川上雪彦：DPC の基礎知識，社会保険研究所，2012．
[5] 徳高平蔵，岸田悟，藤村喜久郎：自己組織化マップの応用—多次元情報の 2 次元可視化—，海文堂出版，1999．
[6] 徳高平蔵，大北正昭，藤村喜久郎：自己組織化マップとその応用，シュプリンガー・ジャパン株式会社，2007．
[7] http://www.who.int/classifications/icd/en/
[8] 徳高平蔵，大北正昭，藤村喜久郎：自己組織化マップとその応用，シュプリンガー・ジャパン株式会社，p.294，2007．

第21章
人間乱数を利用したパスワード

　我々は日々，多数のパスワードを使い分けているが忘れやすく，再発行の手間も大変である。また，指紋認証カードなども便利なようで実は大変なコストがかかり，落としたり失くしたりしやすいし，肝心なときに携帯し忘れていたりするものである。

　このような問題のない認証システムはないものかと考えると，我々が長年研究してきた「人間乱数」を使ってみてはどうかという考えが浮かぶ。人間乱数[1]はもともと精神医学において，精神病の進行具合を簡便に判定する道具として使われてきた。すべての精神病というわけではないが，統合失調症の末期になると乱数発生が困難になるのはよく知られている。これを医学以外の目的で使うことも行われてきた[2]。

　我々は研究室内の学生同士で人間乱数データを供給しあうことにより，このデータが個人の特徴を反映することを確認してきた。さらに，人間乱数を認知症診断に使えないだろうかと考えて，年代の異なる被験者からデータを集め，その特徴抽出のために使える指標を考え，一定の成果を得た[3]。

21.1　人間乱数を利用したパスワードの提案

　この人間乱数をパスワードに使うには，個人を特定できるに足る特徴をつかめるようなデータ採取の方法と，解析の際に使える良い指標を見つける必要があった。その結果，個人ごとに比較的安定した癖が検出できるデータの採取法は，個人の何気ない動作に現れる癖が現れやすいように，できるだけ気軽に乱数発生を行った場合であることがわかった。これを「直感的人間乱数」と呼び，パスワードの代わりに利用する[4]。

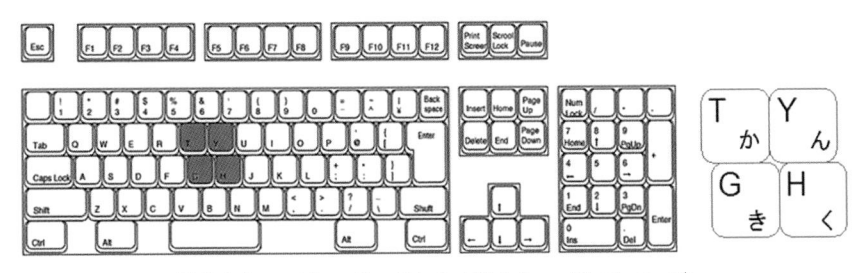

図 21.1　PC キーボード上の 4 個のキー（T, Y, G, H）

キーボード利用の際に数字や記号の詳細にかかわらず，「キー入力をランダムに行う」ことで個人を認証するシステムを考える．これは，ランダムにキー入力を行う際の打ち方の癖を「生体情報」として利用して個人を認

表 21.1　RIP の実験条件

使用するキー	正方形に隣接する 4 マス
パスワード長	30, 40, 50
制約条件	「ランダム」かつ「速く」
	入力間隔は 2 秒以内
	指 1 本のみ使用する

証する方法と言ってもよい．ただしキーの種類が多いと解析上不便なので，図 21.1 に示す PC キーボード上の隣接する 4 マス（ここでは T, Y, G, H）のキーを「指 1 本のみを用いて」「できるだけランダムかつ速く」L 文字入力を行う．ここで「速く」というのは，とくに急がなくてもよい時間間隔として「各キーを 2 秒以内に打つ」こととし，これをランダム入力パスワード（RIP）と呼ぶ．文字数 L としては，$L = 30, 40, 50$ の 3 種類を試行した．

入力に際しては，入力するキーの"文字"は無視し，"位置"を意識してのランダム入力をしてもらうことにした．すなわち T, Y, G, H の文字を意識せず，その位置だけを考え，この 4 キーを 0, 1, 2, 3 として扱う．

このようにして採取した各データを用いて 4 項目 8 種類の指標から特徴量を抽出する．

① 文字列パターン

　　1 桁パターン：各文字の出現頻度（P1）

　　2 桁パターン：2 文字単位での出現頻度（P2）

　　3 桁パターン：3 文字単位での出現頻度（P3）

例として "3, 2, 0, 2, 1" の入力があった場合，1 桁では 0, 1, 3 が 1 回，2 が 2 回出現している．2 桁では 32, 20, 02, 21 が 1 回出現していることになる．これは個人によって入力しやすいパターン（キー）があると仮定した特徴量である．とくに 2 桁以上に特徴が現れやすくなるが，3 桁でパターン数が 64 種類となり，出現しないものが現れるため，3 桁より長いものは利用しない．

② 文字入力間隔

入力間隔を 0.1 秒の精度で測定し，3 種類の押打間隔を使う．

T1：キーの押し始めから次のキーの押し始めまでの時間
T2：キーの押し始めからそれを離すまでの時間
T3：キーを離して次のキーを押し始めるまでの時間

③ 指移動方向

RIP 入力時の指の移動する方向を不変，上下，左右，右斜め，左斜めの 5 パターンに分け，5 方向の出現頻度を個人の癖として用いる．

④ 同一文字への再帰間隔

長さ L の文字列内で同じ文字が再度出現する間隔（再帰間隔）に個人の特徴が現れる．採取したデータのなかに，同一文字が連続して現れたり，逆に 10 以上の間隔を置いて現れるケースは極めて少なかった．

研究室内の 20 代男子学生 9 名に RIP を N 回続けて入力してもらい，個人を特定するパスワードとして登録した．パスワード長 L は 30, 40, 50 の 3 種類，登録数 N は 20, 30 の 2 種類を試行した上で，最も良い結果を得た $L = 40$，$N = 20$ の場合についての精度調査を行った．

精度は以下の 2 種類のエラーで表す [5]．

- Type-I の誤り率（本人拒否率）
- Type-II の誤り率（他人許容率）

両方とも低いほうがよいが，両者は反比例の関係にあり，どちらか片方を限りなく低くするともう片方が限りなく高い値になる．Type-I の誤り率（本人拒否率）が高いと使いづらく，Type-II の誤り率（他人許容率）が高いと安全性が

落ちる。

データから抽出した8指標を用いて各被験者を認証する識別器を定め，9人それぞれの認証率を算出した結果を図21.2に示す。さらに新規に採取したテストデータによる認証率を図21.3に示す。前者をクローズデータ評価，後者をオープンデータ評価と呼ぶ。

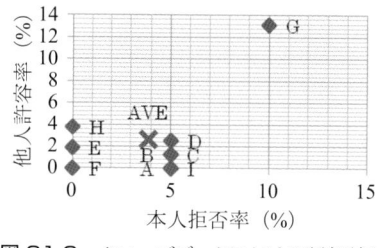

図21.2 クローズデータにおける評価結果 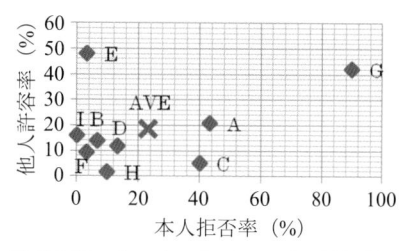　　**図21.3** オープンデータにおける評価結果

オープンデータによる評価では本人拒否率が9人の平均で23％，他人許容率は19％であり，たとえば考えうる用途としては，同じ研究室内で共有するPCのパスワードとして使える可能性があるといえる。とくに誤り率の高いデータを生成した個人を除けば，誤り率は20％を超えない。

問題点としてはL，Nの変化によって学習に使用するデータ量（文字数）が変化することである。今回の最大文字数は$L=50$，$N=30$の1500，最小は$L=30$，$N=20$の600である。予想では学習に使用する文字数が減少することによって学習不足になり精度が低下すると考えていた。クローズテストにおいてLに関してはその傾向を見ることができたが，オープンテストにおいては$L=30$，$N=20$以外ではLの変化による大きな精度の差はなかった。Nについてはクローズテストと同様$N=20$のほうが良い精度となった。この結果から，学習回数は20回程度が良く，30回は過学習になっていたと考えられる。過学習になる要因としては，30回連続での入力は被験者に平均で8分程度同じ作業を繰り返してもらうことになる。予想では被験者にその程度の負荷をかけたほうが個人の癖を抽出しやすくなると考えていたが，実際は負荷がかかりすぎて疲労感が強く出てしまい，後半のデータにおいて特徴が変化していたと思われる。

21.2　SOMによる指標の吟味

　前節で提案したランダム入力パスワード（RIP）は思いのほか良好な結果を得たが，使用した8指標をすべて等重率でカウントしていることについては検討の余地がある．重要な指標の重みを大きく，寄与の少ない指標の重みを軽くすれば，認証精度をさらに向上させる余地があると思われる．

　さらに，前節で比較したA～Gの9名の被験者のうち，本人拒否率（Type-Iの誤り率）と他人許容率（Type-IIの誤り率）が共に小さい5名と誤り率の大きい4名とは違ったデータ生成をしていることが推測される．前者5名は実験者の期待どおりの入力をするのに対し，後者4名は期待を外して毎回違う入力をする癖が見られる．仲間同士で共有する機器のパスワードを想定すれば，実際のユーザは前者5名のように実験者に協力的な行動をすると仮定してよいと思われる．そこで誤り率の小さい5名を対象として，指標を考え直してみる．

　手始めに，複数の指標のいずれが有効性の高い指標であるかの比較を，球面SOM[7]を用いて行った．まず，P2だけを用いて，TT，TY，TG，TH，YT，YY，YG，YH，GT，GY，GG，GH，HT，HY，HG，HHの出現比率を5名の被験者のそれぞれについて30ファイルずつ用意し，球面SOMで教師なし分類を行うと，図21.4に示すように5個の領域に5名の被験者のデータ各30個がほぼ分離して収まることがわかる．左上は被験者Aのデータが集まる部分を正面にした図，以下，順に被験者B，C，D，Eの各30データがそれぞれ集まる部分を正面にした図である．これにより，P2は良い指標であると言える．しかし詳細に見ればA領域とD領域はそれぞれの30データのみからなるため領域占拠率はA領域・D領域共に30/30であるものの，Bの領域占拠率は26/30，Cの領域占拠率は29/30，Eの領域占拠率は25/30である．

　次にキーを打つ時間間隔を指標にした場合を調べる．前節の「②文字入力間隔」で定義した3種類の時間間隔T1，T2，T3を同時に用いることを「Tを指標とする」と定義する．球面SOM学習すると図21.5のようにいずれの被験者の領域にもその被験者の30データのみが集まり，各被験者の領域占拠率はいずれも30/30で，5名の被験者全員を完全に分離して認識することができる．図21.4と図21.5を比べると，Tのみを用いた図21.5の結果が個人分類に最も

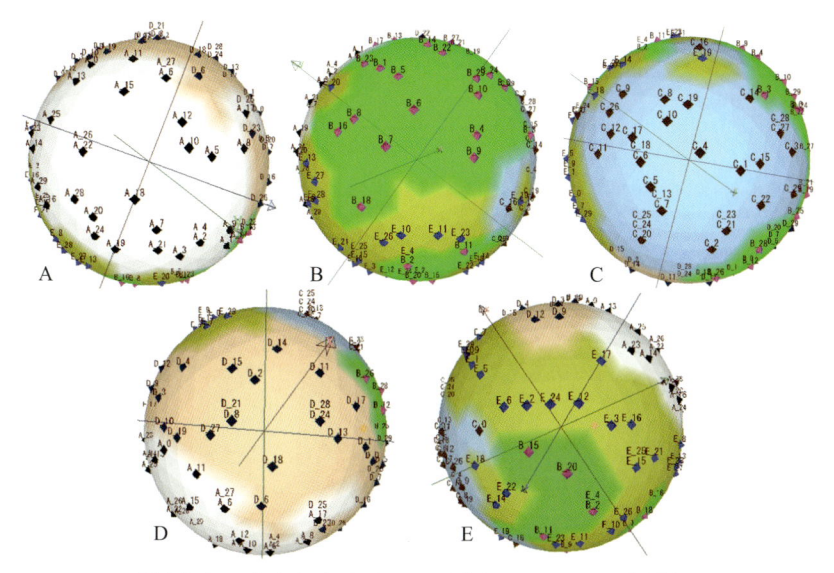

第 21 章 人間乱数を利用したパスワード　203

図21.4　2桁文字連（P2）のみを指標としたSOM学習結果
（被験者A, B, C, D, Eの各領域を正面にした図）

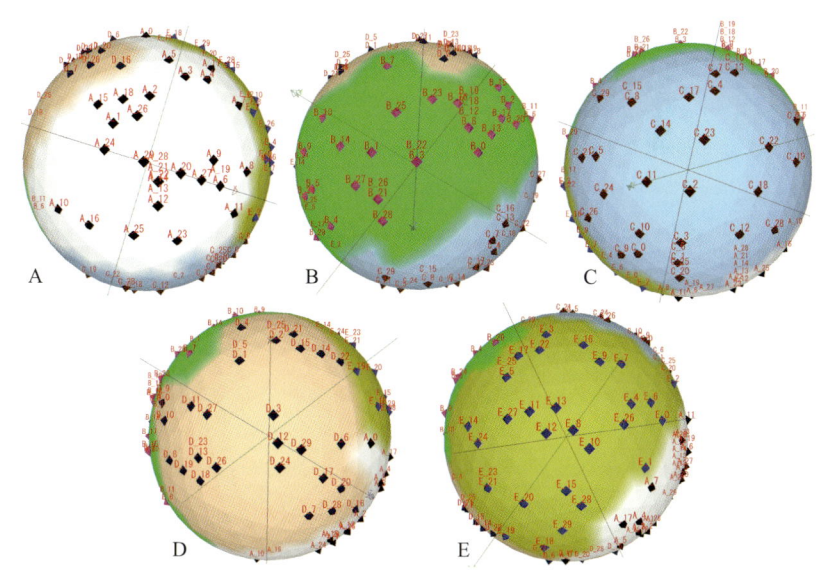

図21.5　RIPの入力時間（T）のみを指標としたSOM学習結果
（被験者A, B, C, D, Eの各領域を正面にした図）

適していると考えられる。

次に，これまで別々に使用していた2桁文字連（P2）と入力時間（T）の両方を同時に使用して球面SOM分類を行うと，A，B，C，D，Eの領域占拠率は順に，30/30, 30/30, 30/30, 29/30, 30/30となって，Tのみの場合と比較するとやや落ちるが，P2のみを指標とした場合と比べて，5名が明確に分離できる。

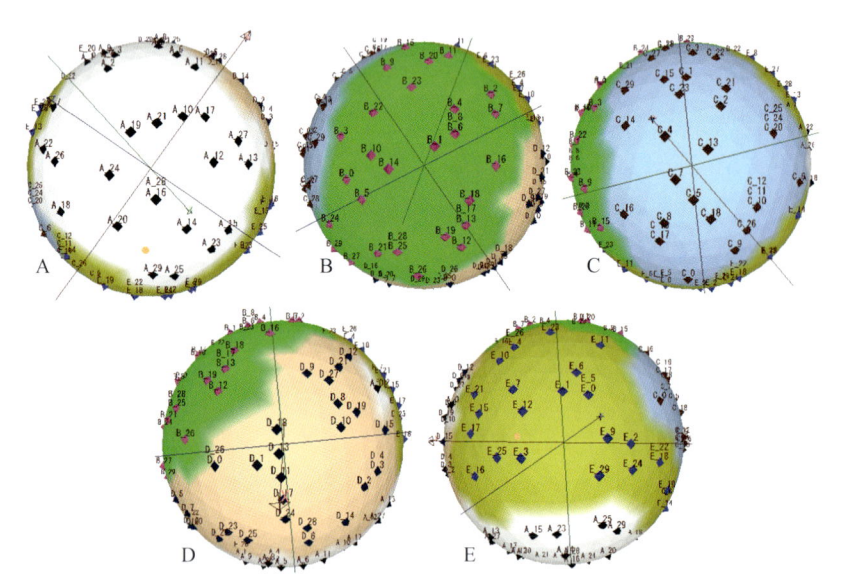

図21.6 P2とTの両方を指標としたSOM学習結果
（被験者A, B, C, D, Eの各領域を正面にした図）

表21.2 各指標に対する被験者5名の30データの領域占拠率

指標	被験者A	被験者B	被験者C	被験者D	被験者E
P	30/30	26/30	29/30	30/30	25/30
T	30/30	30/30	30/30	30/30	30/30
P + T	30/30	30/30	30/30	29/30	30/30

まとめ

　人間乱数に個人の特徴が表れることを利用して，ランダム入力パスワード（RIP）を提案し，試作したところ，9名の被験者に対し，平均20％程度の失敗はあるものの，個人認証に使いうる結果を得た。そこで，このシステムを改良して，9名中認証精度の高かった5名に対して，指標の有効性の吟味をデータベクトルの内積による判定方法と，球面SOM分類の2種類の手法により行った。その結果，入力シンボルの並び方P1，P2，P3のうち，P2を単独で使用しただけでも5名の分離認識が可能であること，また，入力の時間間隔Tのみを用いた場合は5名が完全に分離でき，誤分類がまったく生じないことがわかった。さらに入力シンボル2桁ずつの出現比率P2と入力の時間間隔Tとを同時に用いた場合も，1データを除いて5名がほぼ完全に分離でき，誤分類がほとんど生じないという結果が得られた。しかし，この結果は被験者数を増やすとやや悪くなる傾向が見られるため，さらなる検証が必要となる。

　図21.3に示す前半の結果と比べると，8指標を整理して文字列パターンPと入力時間間隔Tのみに絞った結果，分離率が向上し，誤り率も減らせることが判明した。また，判定手法もSOM解析を用いることによって精度を向上させることに成功したと言える。ただし，被験者数が5名のときに達成した非常に高い分離度を，被験者を増やしたときにどこまで保持できるかを検証することが必要である。現状では人間乱数パスワードは数名程度のメンバー間でPCなどを共有する場合のパスワードとしては使えそうだが，よりサイズの大きい集団のなかでの個人識別にまで拡張できるかどうか，今後の課題として検討したい。

参考文献

[1] W. A. Wagenaar：Generation of Random Sequences by Human Subjects: A Critical Survey of Literature, Psychological Bulletin, vol.77, pp.65–72, 1972.
[2] 乱数テスト研究会：人間乱数，自然，1973年8月号，pp.49–57，1973.
[3] 三島雅史，田中美栄子：短い人間乱数による診断可能性と指標の選定，情報処理学会論文誌 数理モデル化と応用，vol.48，SIG-19（TOM19），pp.47–54，2007.
[4] 田中侑希，田中美栄子：人間乱数による個人識別の可能性，FIT2013（第12回情報科学技

術フォーラム論文集），RJ-006，第 3 分冊，pp.43–46，2013.
[5] ITSCJ バイオメトリクス認証の評価基準，http://itscj.ipsj.or.jp/topics/sc37.html
[6] 田中美栄子，田中侑希，地主成希：人間乱数パスワード，BMFSA2014, Nov. 15–16, 2014, 東京.
[7] 大北正昭，徳高平蔵，藤村喜久郎，権田英功：自己組織化マップとそのツール，シュプリンガー・ジャパン，2008.

索　　引

【アルファベット他】
basal subtype　36, 40
basal-like　140
Cluster Blossom　139
cod ファイル　7
dat ファイル　6
DNA マイクロアレイ　137, 138
DPC データ　188
luminal subtype　36, 40
MCC　169
P 値　25, 32
PCA　12
PET フィルム　12
Quality by Design（QbD）　168
RIP　199
scod　29
SOM　12
SOM_PAK　2, 3
SSOM　25
TOF-SIMS　12
U マトリクス　2, 3, 26

【あ】
圧力センサ　151
アヤメデータ　25
アルツハイマー病　159
アルテット　81

【い】
異常域　103
遺伝子発現プロファイル　137
医薬品情報　177
医療用医薬品添付文書　177
因子分析　48

【お】
応答曲面法　169
オープンデータ　201

【か】
可視化　151
加速度脈波　92
加速度脈波計　77
滑沢剤　169
眼圧　69
肝機能検査　112
観察スパンの長いデータ利用　106
眼底検査　69
肝の線維化　113

【き】
球面 SOM　3, 12, 25, 32, 128, 180, 202
境界域　103
競合学習　179
強制条件付　184
胸部 X 線画像　120
行列の固有値　14

【く】
クラスタ　45
クラスタ分析　17, 20, 137
グリフ値　4, 17
クレアチニン濃度　55
クローズデータ　201
群平均法　3, 17, 21, 146

【け】
警戒域　78, 103
警戒域マーク　108
血管状態　76
結晶セルロース　169

ケモインフォマティクス分野　*138*
現行勧告法　*110*
健康度評価　*105*
健診報告様式　*102*

【こ】
効果判定　*150*
固形製剤　*168*
コードブック　*26*
コードブックデータ　*29*
コードブックベクトル　*28*
個別保健指導効果　*105*
固有ベクトル　*14*
混合領域　*78*
コーンスターチ　*169*

【さ】
在院日数予測　*188*
細胞表面分子　*137*
細胞表面マーカー　*138*
作用機序　*177*
3次元動作解析　*157*

【し】
自己組織化マップ　*12*
指標　*198, 199*
重回帰分析　*25, 32, 33, 48*
重心位置　*76, 106*
重心位置の経年変化　*106*
自由歩行　*152*
樹状図　*3, 21, 155*
主成分分析　*12, 48*
情報損失量　*13*
診断マーカー　*141*

【す】
スコアマップ　*78, 79*
ステアリン酸マグネシウム　*169*

【せ】
生活習慣病　*106*
正規化　*26*
正規分布　*25*

製剤特性　*169*
脆弱性　*74*
正常域　*103*
設計変数　*169*

【そ】
相関関係　*51*
相関行列　*32*
足圧　*151*

【た】
第1主成分　*14*
第2主成分　*14*
第3主成分　*24*
対面型保健支援　*105*
多次元データセットの視覚化　*20*
多重共線性　*32, 53*
他人許容率　*200*
多変量解析　*12, 51*
ダミー変数　*33*
短下肢装具　*151*

【ち】
地域別健康度　*58*
直交系　*32*

【て】
テオフィリン　*169*
データマイニング　*148*
添加剤　*169*
点数マップ　*78*
デンドログラム　*21, 146*

【と】
統計量　*25*
動脈硬化　*81*
特徴抽出　*198*
独立成分分析　*93*
トーラスSOM　*2, 3, 193*

【に】
乳がん　*36*
乳がん特異的遺伝子　*142*

乳糖　169
乳頭陥凹　69
ニューラルネットワーク　120
人間ドック　102
人間乱数　198
認証　198

【の】
ノード　28

【は】
破壊強度　170
パスワード　198
バーチャルスクリーニング　137
発現予測　181
ばらつき　76
パルサーSOM　81

【ひ】
非階層クラスタリング手法　137
ビジュアル化　177
非直交系　32
病識の評価　161
非類似性　157

【ふ】
副作用SOM　180
副作用発現予測　184
不健康点数値　106
物理量　157
部分空間法　129

【へ】
平面SOM　2, 3
ベクトル　32
弁別　156, 157

【ほ】
崩壊時間　170
歩行課題　152
歩行分析　150
本人拒否率　200

【ま】
マイクロアレイ法　137
慢性疲労症候群　47

【み】
見落とし　110
見積もり過ぎ　110
脈周期の安定性　77
脈波解析　76, 81
脈波解析ツール　81
脈拍　77

【め】
メタボ解析　105
メタボ度判定　104
面接現場　111

【も】
目視　157

【ゆ】
有意度　25, 36, 45, 48
有意度算出法　25
有意度総合評価法　51, 61
床反力計　157

【よ】
要素間の非類似の質　157
要素マップ　28, 79

【ら】
ランダム入力パスワード　199

【り】
リスクマネージメント　186
リハビリテーション　150
緑内障　127

【る】
類似度　129, 179

【ろ】
六角座標表示　106

ISBN978-4-303-73232-5
医療・医学・薬学におけるSOMの応用

2015年 7月 1日 初版発行　Ⓒ H.TOKUTAKA／M.OHKITA／M.OHYABU 2015

監修者　徳高平蔵・大北正昭・大藪又茂　　　　　　　　　　　検印省略
発行者　岡田節夫
発行所　海文堂出版株式会社

　　　　　本　社　東京都文京区水道2-5-4（〒112-0005）
　　　　　　　　　電話 03(3815)3291(代)　FAX 03(3815)3953
　　　　　　　　　http://www.kaibundo.jp/
　　　　　支　社　神戸市中央区元町通3-5-10（〒650-0022）

日本書籍出版協会会員・工学書協会会員・自然科学書協会会員

PRINTED IN JAPAN　　　　　　　　　　印刷　田口整版／製本　誠製本

JCOPY ＜(社)出版者著作権管理機構 委託出版物＞

本書の無断複写は著作権法上での例外を除き禁じられています。複写される場合は，そのつど事前に，(社)出版者著作権管理機構（電話03-3513-6969, FAX 03-3513-6979, e-mail: info@jcopy.or.jp）の許諾を得てください。